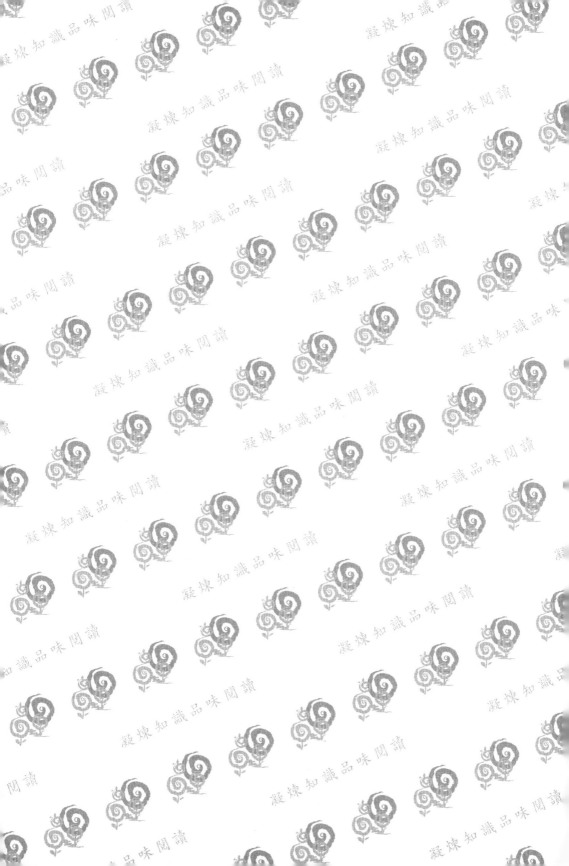

SENSORY INTEGRATION

感覺統合

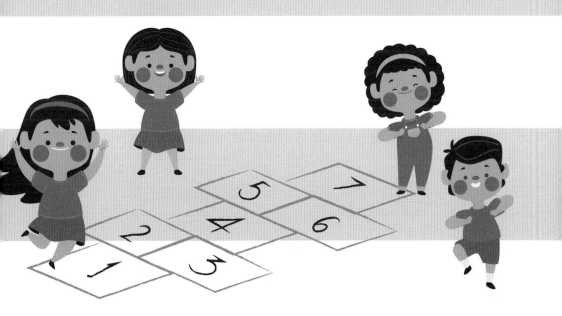

五南圖書出版公司 印行

序

　　「無事忙中老」，倏忽教學生涯已邁入第十四年，雖然總是思索著將這些年來教學及實務工作的經驗和心得做一番整理，但因深感在專業方面仍有許多不足及需要學習的地方，總是缺乏實踐的勇氣。而在家長、同事和學生的一再鼓勵下，才開始試著將這樣的「夢想」付諸行動。知易行難，寫書的過程充滿了各種挑戰，但也讓我深刻體會到創作與分享的喜悅，在寫作的過程中，透過不斷的閱讀和思考，我的觀念也一再被更新與修正，令我獲益良多。我習慣在辦公室的一角寫作，每當腸枯思竭時便望向窗外，而本書完成時，窗外的景色已歷經兩次四季的更送；但看到自己的心血結晶付梓，感覺好像自己的另一個孩子誕生，那種喜悅早就讓我將之前的辛苦與陣痛全都忘卻。

　　本書分為基礎理論與實際應用兩個部分。第一章介紹感覺統合理論；第二章介紹與感覺統合有關之感覺系統功能；第三章至第七章則討論常見的感覺統合功能異常。第八章至第十章則是感覺統合之應用部分，包括感覺統合功能之評估，以及提供家長及教師感覺統合治療的原則及方法。本書雖不是純學術著作，卻是累積作者十多年教學知識與實務經驗所成，衷心期盼能對臨床工作者、教師、相關科系之學生及家長們有實質之助益。

　　本書得以順利出版，要感謝的人真的太多。首先要感謝恩師高雄醫學大學職能治療學系張志仲教授、蘇純瑩教授在專業領域方面的啟迪，及對我無私的提攜與關懷；我的博士論文指導老師——國立高雄師範大學特殊教育學系鈕文英教授，在忙碌的教學研究之餘仍能著書不輟，她的毅力是我學習的典範。也將最真摯的謝意獻給我的家人——父母、外子、寶貝女兒與弟弟一家，他們的支持和鼓勵是我一路走來最大的動力，讓我好幾次想放棄的時候又能重拾筆桿，終究可對自我的專業生涯留下一個美好的紀念。謝謝諸多好友、同業（王志中、陳秋坪治療

師負責本書幾個重要章節的撰寫）、學生（巫唐孟、林子淵、李佩玲同學提供感覺統合活動之發想與示範；蘇珽詡同學負責本書的繪圖）的真情贊助。感謝五南圖書出版公司副總編輯陳念祖與李敏華編輯的「賞識」與鼎力協助。最後要特別感謝在職能治療與特殊教育領域中的眾多前輩，因為您們的啟蒙和辛勤耕耘，我們方能踏著您們的足跡前進！在動筆撰寫此書時，光前後的資料搜尋與構想便花了近兩年的時間，這段時間腦海中縈繞的都是書中的內容，而每次下筆前仍須經過多次斟酌，文字稿也歷經多次校正與修改，雖已盡力，但疏漏與錯誤之處難免，尚祈各界專家與讀者不吝指正。

汪宜霈

目 錄

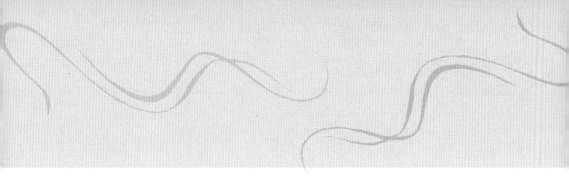

第一章　感覺統合
理論篇

汪宜霈

一　什麼是感覺統合

　　我們常常很羨慕孩子們單純的快樂，可以不厭其煩的玩一個簡單的遊戲，還咯咯笑得非常開懷，其實看似簡單的遊戲或動作，是大腦不斷運作的結果；而大腦在接受到正向的回饋之後會發展更加精緻化的功能，這種良性循環是兒童良好發展的基石。

　　感覺統合是一個正常的大腦需具備的功能，小孩子的大腦就是一部處理各種感覺刺激的機器，這段時期孩子都是直接藉由各樣感覺來認識他自己的身體以及周遭的環境；發展中的孩子一開始會刻意去碰觸經歷過的感覺，接著會逐漸轉移注意力到他認為是有意義的事物上，並排除跟目前需求和興趣沒關係的事物，因此孩子可以組織更有效率的遊戲行為，並獲得情緒上的調節與控制。因此，一個大腦健全的孩子，便能從日常生活的活動當中，主動去攝取適當的感覺刺激，去發展潛能與學習新技巧。就像我們會挑選食用對身體有益的食物，以獲得足夠的營養素，因此，感覺統合功能失常就很像消化不良一樣，大腦便無法得到足夠的滋養。換句話說，正常的感覺統合功能可以讓一個小孩「頭好壯壯」，他便可以因應不同的環境需求、扮演適當的角色，例如遊戲時就是一個很好的遊戲者、學習時是一個很好的學習者，而和別人相處時也能適當扮演朋友的角色。因此對大部分正常發展的孩子來說，不需要特別去為他設計大腦的「感覺餐」，兒童透過參與日常活動便能持續提供大腦足夠的感覺刺激。

　　兒童並不會被動地接受所有的感覺刺激，他們會挑選出在當下最有用的刺激加以組織整合，就像我們會根據不同的季節及身體狀況來挑選食物一樣，而這種「主動性」便是感覺統合重要的特徵之一，因此毫無目的的要求孩子盪鞦韆，或是被動地給予孩子觸覺刺激（例如不斷的觸摸孩子），並不是真正的感覺統合。而我們也都知道，當我們主動地想去探索、學習一件事情的時候，會得到最好的學習效果，因此當兒童有越多的內在動機，他就會有越好的感覺統合功能。

　　小孩的行為表現就是大腦功能的反射，雖然我們無法透視孩子的大腦，但是我們可以透過小孩的外顯行為，去推想他的大腦功能，因此感覺統合理論又被稱為大腦－行為理論。感覺統合功能失常的兒童雖然可能具有健全的骨骼肌肉系統，但是有些孩子在一般的動作發展方面常會較緩慢，長大後會覺得他的動作較笨拙、一些簡單的美勞活動做起來很吃力，美勞課或體育課會是他最不拿手或害怕的科目。而有的孩子在入學之前似乎各方面的發展都很正常，但是上學之後卻出現許多問題，包括在學校當中的課業學習、與同學的相處、還有一些生活常規上都可能碰到困難；落後於同儕會造成他的焦慮，因此會衍生自卑、缺乏自信等情緒問題。

　　感覺統合具有三種要素，包括：(1) 描述及解釋過程的理論；(2) 評估的策略；(3) 介入的方式。因此感覺統合不但具有描述及預測神經功能、感覺－動作行為，以及早期學業表現關係的功能，也可以作為一種評估的方式。事實上，感覺統合本身有一套很完整的評估工具及完整的臨床觀察方式。更重要的是，根據感覺統合理論，治療師可以根據兒童個別的情況設計出一套合適的治療策略。因此，家長或老師如果發現兒童有感覺統合異常的現象，最好在發生問題之初，即帶兒童到有經驗的醫師或職能治療師處接受詳細的評估，治療師可以設計適合個別兒童使用的「感覺餐」；除此之外，家長和教師必須付出更多的耐心，鼓勵兒童多嘗試不同的感覺動作活動，問題較輕微的兒童便可以慢慢進步且跟得上同齡的兒童。而對於掛著感覺統合教學招牌的幼稚園，更要審察它是否有延請職能治療師進行定期的評估及教學，否則雖然添購了昂貴的感覺統合器材，可能只是以一般體能訓練的方式在使用，或是沒有由合格的人員來進行教學，是沒有辦法達到感覺統合訓練之功能的。

　　除了一般的動作和認知能力之外，兒童在每一個階段也會發展出不同的感覺統合功能，而且是從小寶貝還在媽媽的肚子中就開始發展了。

(一) 產前階段（Prenatal Period）

　　約在懷孕後 5.5 週，胎兒會出現對觸覺刺激的反應，這是第一個對感覺刺激的反應，當胎兒嘴巴周圍接受到輕觸時，胎兒會彎曲他們的身體和頭部去逃避這些刺激，可以保護胎兒避免接觸到不預期的危險；最早對前庭刺激的反應是發生在懷孕後約 9 週，胎兒對不預期的姿勢變化和動作會有受到驚嚇的反應。而之後胎兒持續在子宮內發展各式各樣的反射，因此，胎兒準備離開子宮時，新生兒應已具備足夠的能力和照顧者形成牢固的聯繫，並且能主動地去防禦及適應外在的環境。這些與生俱有的能力需要架築在基本的感覺統合能力之上，然而，胎兒在媽媽肚子中的這段時間，環境因子可能會對感覺整合的發展有顯著的衝擊，有研究指出，懷孕期間承受太多壓力的媽媽，孩子可能出現一些類似感覺統合失常的症狀，例如缺乏翻正反應和肌肉張力較低等，因此準媽媽們保持心情愉快是很重要的。

(二) 新生兒階段（Neonatal Period，滿月前）

　　碰觸、聞和動作的感覺對新生兒是特別重要的，他們會利用吸奶、用鼻子摩擦、依偎著媽媽的身體來和媽媽維持聯繫，更喜歡聞媽媽的味道，因此老一輩的人常說小孩睡不著的時候，讓他聞聞媽媽的衣服可以幫助他入眠，是有科學根據的。觸覺在建立孩子基本的依附關係和安全感上特別重要，因此多多擁抱襁褓中的孩子，可以讓他成長為一個充滿愛與信心的人。而這些對觸覺刺激的美好初體驗，會終其一生在兒童的情緒方面扮演著很重要的角色，而本體覺也有助於建立嬰兒和母親的關係，可以讓小嬰兒安穩的將自己的身體蜷曲在爸媽的臂彎或胸膛中，嬰兒看起來胡亂揮舞的肢體會產生額外的本體輸入，而這些觸覺和本體覺會不斷地刺激大腦，大腦中會形成一幅關於身體概念的地圖。

　　前庭覺在出生時已發展的差不多了，而整個童年時期會變得更精緻化，在所有感覺系統中，前庭系統是最早成熟的。當小嬰兒哭鬧不

休時，世上 99% 的爸媽都會下意識的將孩子抱起來輕輕搖晃，或是放在搖籃中安撫，照顧者早就體會到前庭刺激對嬰兒的影響力。相反地，當爸媽把嬰兒直立的靠在肩膀上時，嬰兒會變得更加警覺並開始東張西望，這個姿勢是由於嬰兒的前庭系統會察覺到重力，並開始去刺激頸部肌肉，將頭抬離照顧者的肩膀，這個反應會在 6 個月內完全成熟。因此，前庭刺激可以提供不同的功能，有時是一首輕柔、具有安撫作用的催眠曲，而有時是一首抖擻、振奮人心的軍歌呢！

　　嬰兒的視覺和聽覺系統是不太成熟的，他們會對人的臉和聲音特別感興趣，雖然他們尚無法去詮釋或連結這些臉和聲音；嬰兒會被高對比的視覺刺激所吸引，所以斑馬圖案會是一個很有吸引力的視覺刺激。在這時期，嬰兒會開始和照顧者「眉目傳情」，更加強了他們之間的關係。

　　每個感覺系統的刺激會潛在地影響嬰兒的警醒狀態，嬰兒會根據不斷改變的刺激而改變他們的行為，並漸漸地發展出自我調節的能力。嬰兒較容易被過度刺激，簡單的改變水溫、身體姿勢、聽覺或視覺刺激都可以使嬰兒的行為狀態產生變化。然而，年長的孩子因具有較好的自我調節能力，他們可以藉由不同的行為來自我安撫或興奮，例如緊張的時候會吸手指、或是跳來跳去以振奮自己等。

(三) 4-6 個月

　　4 到 6 個月大的嬰兒，感覺系統已經成熟到會對這個世界有更大的興趣，成為名副其實的好奇寶寶，而他們也會傾全力來對抗地心引力。因此，爸媽常可以看到他們滿頭大汗的想把頭抬起來、翻身、用手臂將身體撐起來、甚至學習坐著，這是寶寶學習姿勢控制能力的開始，表示前庭覺－本體覺－視覺的能力已開始整合。到 6 個月時，寶寶重要的進步是良好的頭部控制，這是眼球肌肉控制及活動的基礎，當孩子變得好動時，頭部可提供穩定視野的功能會越來越重要，就像最先進的戰鬥機，一定裝備著最精密的導航系統一樣。

在這個時期，寶寶手部的感覺發展會特別明顯，這個階段的孩子開始變成一個破壞大王，他們的手會去觸碰環境中所有的物品，包括媽媽的頭髮、床邊的玩具及所有他們活動範圍之內的東西。觸覺和本體覺的結合可以幫助他們去抓握物體，假如他們觸碰的物體是比較大型的，寶寶會調整他們的身體姿勢去抓握；而觸覺和視覺的整合可以幫助他們伸手去抓東西或是玩弄他們手中的物品。觸覺和視覺系統的連結會為以後的手眼協調能力鋪路，此外，當這個階段的孩子注視並碰觸物品時，會儘量用手將物品帶到身體中線操弄，這種動作也是身體兩側感覺整合發展的重要里程碑。

這個階段的孩子也開始出現最早期的動作計畫能力，尤其是當孩子要產生新的動作時，例如當孩子手裡拿著一顆球時，他會試著從躺著的姿勢坐起來玩球，顯示嬰兒已開始出現有意義、有目標的動作，而這是孩子逐漸發展出自我功能的開始。

(四) 7-12 個月

爸媽對這個階段的寶寶共同的形容詞就是「好動」，寶寶利用各種方式，或翻滾、或爬、或走的在空間中移動，而這些移動的技巧看起來雖仍不成熟，寶寶還是常常會摔倒或是栽跟斗，但是其代表前庭覺、本體覺、和視覺的整合更加複雜與緊密。而當寶寶具備這些移動能力之後，就更能夠來去自如地探索環境，也有更多機會去整合複雜的感覺，寶寶會透過更多樣的感覺動作經驗去發展身體概念和空間感。

在這個階段，觸覺會變得更精緻，並對孩子手部技巧的發展扮演著重要的角色，寶寶依賴觸覺的回饋與本體覺訊息以發展手部的操作技巧，孩子可以逐漸拾起更小的物體，例如地上的頭髮或是小糖果，也可以輕易地將物品從一手轉換到另一手。寶寶也更能夠控制他們的力量，不會把手中的餅乾捏得粉碎，表示感覺統合的能力又向前邁了一大步。

這個階段，寶寶的聽覺處理能力也一直進步。寶寶會開始學習身邊大人的發音，例如「爸爸」、「媽媽」、「ㄋㄟㄋㄟ」，當孩子開始試著

發出這些聲音時，父母通常會強烈地鼓勵他們，這樣的正向回饋會幫助寶寶開始將聲音和其代表的意義產生連結，當孩子有更多的機會練習發聲或說話時，他的語言能力會突飛猛進，因此「小孩子有耳無嘴」的教育方式已經退潮流囉！

　　這個階段另一重要的指標是可以自我餵食，雖然我們常形容一件事簡單得「像吃飯一樣自然」，但這其實需要來自嘴唇、下巴和口腔內感覺的整合，才能產生適當的咀嚼和吞嚥食物的口腔動作；味覺和嗅覺的功能在這過程也扮演重要的角色。嬰兒在這時期的餵食常常是吃得一團亂的，他們較常直接使用手指將食物送進嘴中，因為動作計畫能力尚未成熟到可以成功使用湯匙及其他餵食工具；然而，許多孩子還是會嘗試使用湯匙，對許多嬰兒來說，使用湯匙通常是他們第一次使用工具的經驗。自古至今，與他人一起進餐和分享食物具有象徵性的社會功能和意義，而成熟的感覺統合能力會是兒童良好進餐行為的基礎。

㈤ 第二年

　　1 至 2 歲的寶寶，前庭－本體－視覺連結更加精緻，使得平衡和動態姿勢控制的能力更加進步；觸覺的區辨和定位也變得更好，讓精細動作技巧可以變得更精確。

　　越來越複雜的身體感覺處理會使身體概念持續發展，當孩子有更清楚的身體概念時，他們的動作計畫能力會變得更好，這個階段的孩子可以不畏危險地爬到高處或是變換姿勢是最典型的例證。這個階段的孩子會嘗試不同身體動作的變化，更重要的是，孩子會模仿他人的動作以增加他的「動作記憶庫」，而這些模仿來的新動作會帶來新的感覺經驗，因此他的「感覺記憶庫」也變豐富了，孩子因而有更多的資訊去產生更多、更高級的動作；因此，認知缺損孩子的早期特徵常是動作變化（motor repertoire）不夠豐富。

　　當動作計畫能力變得更複雜時，孩子可以開始使用認知技巧去擬定特定動作的計畫，可以看到孩子在進行某個特定活動之前先大聲口頭

宣示、或是四處找尋進行該活動需要的材料。這個階段的孩子也會假裝做一些以前沒做過的動作，例如拿起拖鞋放在耳邊模仿爸爸撥接手機。孩子的自我概念也在這個階段蓬勃發展，因為他們感覺到自己可以對環境產生一些控制能力，而不再只是依賴大人決定他們的活動範圍，所以，這個階段爸媽最耳熟的一句話，就是「不要！」。

(六) 幼稚園階段

這個階段是兒童感覺統合能力發展最快的階段，認知能力也隨之進步得很快，而基本的感覺動作能力也逐漸穩定成熟。這個階段的孩子對任何活動都感到興趣，他們可以不厭其煩的玩幼稚園的遊戲器材；高興的跑、跳或追逐；瘋狂的喜歡畫圖、堆積木及玩玩具。逐漸地，孩子會進行難度更高、需要更多感覺統合能力挑戰的活動，例如跳繩、玩彈珠或是跳房子；接著會進行如跆拳道、圍棋或是彈琴等更高階的活動。最後，孩子會變成一個可以主動準備上學、做功課，甚至是幫忙家事的小大人。而在這個成熟的過程中，環境的變動與不確定性越來越大，孩子需要有更好的感覺統合能力去適應環境、進而主宰環境，這會是建立正向自我形象的重要基礎。

二　感覺統合常見之名詞

(一) 珍・艾爾斯博士（Jean Ayres）

談到感覺統合，一定要對這位一代大師：珍・艾爾斯博士（1920-1988）致敬，艾爾斯博士不僅提出感覺統合的學說，更豐富了復健治療的執業內容。艾爾斯博士出生於加州的一處農莊，嫁給一位工程師，並定居於加州的托倫斯（Torrance, California）。她在南加州大學（University of Southern California）完成她的專業養成教育，在大學及碩士班時代都是主修職能治療，而之後取得教育心理學博士學位；

爾後也在南加州大學執教超過三十年，教學的範圍包括職能治療與特殊教育。之後，艾爾斯博士在加州大學洛杉磯分校的腦研究中心（UCLA Brain Research Institute）繼續她的博士後研究，除了是一位合格的職能治療師之外，艾爾斯博士也是一位合格的心理師。

艾爾斯博士除了獲得許多專業殊榮之外，最著名的是她發表了許多關於感覺統合的研究及專書；並發展出三套感覺統合評估工具：南加州感覺統合測驗（the Southern California Sensory Integration Tests）（1972）、南加州眼球震顫測驗（the Southern California Postrotary Nystagmus Test）（1975），以及感覺統合功能及運用能力測驗（the Sensory Integration and Praxis Tests）（1989），幫助了無數的孩子和他們的家長。

珍‧艾爾斯博士經過與癌症漫長的搏鬥之後，在 1988 年與世長辭，而她的學生們及景仰她的職能治療師們，仍持續在世界各地實踐並擴展她的學說。

(二) 感覺營養素與營養餐（Sensory Diet & Nourishment）

我們在前一節已提過感覺對兒童的大腦來說就是必須的營養素，若在發展的重要時期沒有足夠的感覺刺激，會導致大腦異常而出現行為障礙。可看到的例子是當嬰兒和青少年被收容在缺乏可以主動攝取感覺經驗的環境中（例如機構、育幼院或是家庭動力較差的環境中），有很大的可能會產生認知、社會和情緒功能的缺損。

許多營養學上面的概念也可被套用在感覺統合的理論裡面。我們常說：要均衡飲食、不宜大吃大喝、攝取食物的種類越多越好、最好各種顏色的食物都有吃到……。當我們為孩子準備食物時都會儘量把握這些原則；相同的，當我們為孩子準備一頓「感覺餐」時，也應儘量遵循這些做法。所以，要儘量提供各種不同的感覺刺激（視覺、聽覺、觸覺、前庭覺、本體覺、運動覺等）；但是要注意不能讓孩子過量攝取，營養過剩也是一種營養不良，太多的感覺刺激會產生對大腦發展有害的

壓力，並降低個人處理壓力的潛在能力。而職能治療師的角色就好比是一個合格的營養師，會根據兒童個別的狀況來調配一頓「感覺餐」，他會去安排各種感覺刺激組成的比例、會去調整攝取感覺刺激的順序，並會視兒童大腦的吸收情況不斷調整菜單的內容。常常有家長疑惑地問著：感覺統合治療和一般的遊戲看起來沒有兩樣，甚至百貨公司裡面的遊樂場看起來更好玩。沒有錯，對於正常發展的孩子來說，感覺統合是時時刻刻都在發生的，他們可以主動去攝取這些感覺刺激來滋養他們的大腦，因為環境會持續提供許多有營養的感覺刺激；但是對於感覺統合功能失常的孩子來說，這些看似一般遊戲的感覺統合治療，實際上是由「經控制的感覺刺激」所組成的，可是大有學問呢！

而這些大腦的營養素可以分為內在因子與外在因子。內在因子就包括兒童的動機、注意力、基本動作技能等；而外在因子則涵蓋環境提供的支持量、治療設備的使用，以及孩子和環境的「速配程度」，治療師可以藉由調整這些因子來幫助兒童的大腦吸收更多的營養素。而就像我們餓了，會主動去找東西吃一樣，孩子也會主動去攝取環境中的感覺刺激，稱為「感覺攝取」（sensory intake），有別於被動的「感覺輸入」（sensory input）。

(三) 適應性反應（Adaptive Response）

「動如脫兔，靜如處子」是用來形容一個人在活動的時候很敏捷活潑，但靜下來的時候又非常的沈穩專心，孩子的適應性反應指的就是這種可以因時、因地、因事制宜而產生的反應，換句話說就是「做什麼像什麼」。父母親開始發現他們的孩子怪怪的，通常就是當孩子無法因應環境或他人的要求產生適當的反應，最常見的是學校老師會對孩子的表現感到擔憂，或是和別人家小孩的表現相形之下，自己的孩子總是慢了一點、差了一點。孩子的適應性反應是感覺統合的產物，他必須先偵測環境的需求是什麼、主動去攝取因應這些環境需求的感覺刺激，並加以組織、整合，最後通知他的神經、骨骼、肌肉系統，去產生適宜的行

為，且可以藉由不同的回饋來源不斷地修正他感覺統合的過程。這當中還包括孩子必須也要出現符合環境需求的情緒、注意力和認知能力。所以孩子可以在不同的環境當中流暢地轉換他的角色，在學校是一個好學生、在家裡也可以遵守家中的規矩、和朋友相處時也能彼此遊戲與分享，並且可以因應環境中的挑戰展現出高度的挫折忍受力及健全的自我概念。換句話說，感覺統合最終的目的便是促進兒童產生適應性反應。事實上，感覺統合和適應性行為是互為因果的，適應性行為對兒童的大腦來說是絕佳的正增強物，可以強化兒童的感覺統合過程，然後又可產生更多、更好的適應性行為……，形成一個良性循環。反之，當兒童的感覺統合功能不佳，或是無法產生適應性反應時，便會落入一個惡性循環的過程。而適應性行為涵蓋的層面甚廣，包括外顯的動作技能、學業成績、自我照顧能力等，以及內隱的自我價值感、動機、及情緒的管理等，而治療師就是靠著對適應性反應的觀察與評估，進一步推理兒童感覺統合失常的部分。

(四) 內在驅力（inner drive）

孩子是主動的執行者，而非被動的接受者，即使我們事先規劃好可以誘發適應性反應的特定情境，也不能逼迫孩子產生適應性反應。對於孩子來說，他們會有一種與生俱來的欲望，藉由產生適應性反應去發展他們的感覺統合能力，所以孩子會喜歡挑戰、征服一些沒有學過的活動。這種與生俱來的欲望叫做內在驅力（inner drive），而這種驅力是由大腦的邊緣系統（limbic system）所產生，而我們知道，大腦的邊緣系統是和兒童的動機與記憶有關，因此孩子會喜歡重複那些帶給他們美好回憶的活動。因此，感覺統合治療強調的就是可以誘發兒童內在驅力的活動，被動的感覺刺激並不能稱為感覺統合活動。

(五) 適當的挑戰（Just Right Challenge）

當我們為孩子設計一個感覺統合活動時，必須先去考慮這個活動

的難度，太簡單的活動會讓孩子覺得厭煩，而太難的活動又會讓孩子產生挫折感，所以「有點難又不會太難」的活動是最適合兒童的，這就稱為「適當的挑戰」。還記得當我們剛學會騎腳踏車、跳新的舞步或是開車的時候嗎？那種剛學會又不太熟練的感覺，總是會吸引著我們非常熱中地進行那些活動，那就是一種「適當的挑戰」。

(六) 神經可塑性（Neural Plasticity）

　　神經可塑性到底是什麼呢？它是大腦根據不同的感覺、動作、認知經驗而重組神經路徑的能力，好像一塊陶土一樣，可以任意塑造成你所要的形狀。雖然神經可塑的改變性在兒童年幼時最明顯，但其實可塑性會持續地發生在一生當中，不同類型的可塑性在某些時期占支配性地位，所以孩子在不同階段會更有效率地學習不同的事物，因此所謂的「三歲定終身」，或是強迫孩子在年幼時做過多的認知學習（例如馬不停蹄的上才藝班），不見得有實質上的效益。

　　其實每一個人在日常生活中，都已不知不覺使用了「神經系統的可塑性」，讓我們可以根據調整的感覺動作經驗，產生符合環境需求的行為。在感覺統合治療中，職能治療師善用神經的可塑性，經由不同的正確感覺刺激活化新的神經細胞，讓神經的突觸越來越多、效能越來越好、腦組織的大小也會顯著增加；神經突觸分布越密集、樹突的分枝越多，分工的能力越好。就好像開的路越多條、轉運越方便，就越能促進該區的交通便利性及繁榮。

　　很多研究指出，孩子主動和具挑戰性的環境之間的互動是導致大腦改變的重要因素，而被動暴露在感覺刺激中並不會改變大腦的可塑性，而大腦的可塑性也可提升感覺統合的效能。想像學習溜直排輪（或是任何活動）的孩子，一開始他們會建立必要的神經路徑，以保持基本的身體平衡；然後他們會持續挑戰更難的動作（例如在斜坡上滑行）以調整或促進這些神經路徑，如同環法自行車賽中的選手，會一直根據不同的路況去調整他們騎車的姿勢。所以，父母親不需過度擔憂孩子的安

全而禁止他進行許多活動，這樣也等於剝奪增加他神經可塑性的機會。

(七) 中樞神經整合能力（Central Nervous System Organization）

　　艾爾斯博士認為大腦不僅是階層性的排列，也可以整體地一起工作。所謂的階層性排列是將中樞神經系統想像成由上而下的排列，分別是大腦半球－腦幹－脊椎系統，它們之間是互相依賴、但又有從屬關係的，因此，大腦皮質會對較低層次的神經系統發號施令，例如命令下層神經系統忽略不重要的刺激；而較高層次的神經系統發展也必須依靠較低層次神經系統的成熟。

　　艾爾斯博士相信感覺統合主要是發生在較低層次的神經系統，特別是腦幹和視丘；對前庭及本體訊息的處理主要發生在腦幹，而對身體感覺的處理則常發生在腦幹和視丘。我們前面說過，較低層次神經系統的功能好像地基，必須穩固地建立之後才能開始往上蓋，因此腦幹和視丘的效能增加會促進大腦的功能，這也是整個感覺統合理論的精髓，也就是說：我們雖然無法直接去改變兒童的大腦皮質功能，例如認知、學習、記憶、自我調節或是複雜的動作技能等，但是增進腦幹、視丘等較低階層神經系統的效能，就可以間接去促進大腦皮質功能。

(八) 古典感覺統合治療（Classical sensory integrative treatment）

　　古典感覺統合治療指的就是艾爾斯博士所設計的一對一感覺統合治療方式，也可以與其他的治療方式合併使用。古典感覺統合治療的特色包括：針對個別兒童感覺統合功能單獨的介入、強調兒童的內在驅力和主動參與、所有的治療活動設計都包含適當的結構性及自由度，以及使用特殊的感覺統合設備等。但感覺統合治療並不侷限於古典的感覺統合治療方式，可根據個案不同的屬性或是欲達到的治療目標，去選擇其他替代的介入方式，包括發展代償性的技巧、諮詢及團體治療等。

三　感覺統合的理論基礎

在前兩節中，我們其實已不知不覺的談到了感覺統合理論中的五大前提，分別是：(1) 中樞神經系統是具有可塑性的：雖然艾爾斯博士認為 3-7 歲是感覺統合發展的關鍵時刻，超過 8 歲則較不利；但其實大腦的可塑性可持續一生，也會發生在年長者身上；(2) 感覺統合有一定的發展順序：雖然感覺統合發展不若動作發展一般有非常清楚的里程碑（例如七坐、八爬、一歲走路……），但是每一個階段的發展都是在為下一階段感覺統合能力的發展打基礎；(3) 大腦的功能是全面性的：雖然艾爾斯博士提出大腦的功能是階層式的排列，但是她也一再強調大腦的功能是整體性的；雖然感覺統合的主要區域是在下皮質（腦幹、下視丘），但是後續的研究證明大腦的許多區域也同時參與感覺統合的工作；(4) 適應性行為可以促進更好、更有效率的感覺統合：兒童會從適應性反應當中得到「該怎麼做？」及「做了什麼？」的回饋，幫助他們可以發展出更複雜、更具變化的動作；(5) 兒童有內在驅力去主動參與各種感覺統合活動，以發展他們的感覺統合能力，因此當孩子對一般的活動總是顯得興趣缺缺、不敢去嘗試新的事物（孩子的天性就是喜新厭舊，永遠對新奇的事物有興趣）時，就要進一步去推測孩子是否有感覺統合的問題。

接著，我們要來談談感覺統合的假說，而這些假說和前提是形成感覺統合的基礎。

1. 感覺刺激的輸入是全面性的，所有的感覺系統都會互相影響

當我們感冒鼻塞的時候，常常會覺得食慾不振，因為聞不到食物散出的香味，連帶的吃起來也沒有那麼好吃了，這就是感覺系統相互影響的例子。感覺刺激也常常會和我們的情緒、記憶相連結，例如：因為媽媽常在下雨天煮麻油雞，所以麻油的香味常常會讓我聯想起童年的雨天、也勾起許多的回憶。因此，感覺刺激帶給孩子的影響是非常直接而

廣泛的，包括在生理和心理層面都有莫大的影響。這樣的概念也會被應用在感覺統合的治療上，有些孩子對觸覺的刺激非常敏感，甚至不讓治療師觸碰他的身體，這時候若想改變他對觸覺過度敏感的問題，直接給予觸覺刺激可能會引起孩子反抗及逃避的反效果，因此可以先提供給孩子其他的感覺刺激，如運動覺或本體覺等；雖然不是直接針對兒童的觸覺系統作介入，但是可以間接影響觸覺系統的機制與運作。

2. 兒童的行為會受到中樞神經系統狀態的影響

中樞神經系統的狀態和兒童的行為是緊緊相連的，所以兒童外顯的行為異常通常都不是「沒什麼大不了的」，而是反映出中樞神經系統的異常或是大腦處理的效率不佳。而有些行為問題雖然是和特定的感覺系統有關，但是會受到其他感覺系統的干擾及強化。再以觸覺敏感的兒童為例來說明：觸覺敏感的兒童常常會覺得衣服的標籤讓他很不舒服，而當孩子身處在一個充滿噪音及人群的環境中，那個標籤會讓他更不舒服，有如「芒刺在背」，雖然孩子本來的問題是與觸覺系統有關，但是其他感覺系統的「滿載」讓他的問題更加明顯。因此，在進行感覺統合治療時，環境的設計是非常重要的，可以讓孩子的感覺系統保持在一個較平穩的狀態。而「斬草要除根」，除非基本的問題得到適當的治療或緩解，不然行為問題會以不同的面貌持續地「春風吹又生」。

3. 感覺系統的功能會影響適應性反應的品質

我們在前面提到，兒童會因應環境需求產生適應性反應，但是我們要注意的是：並非只要孩子出現這樣的反應就好，更重要的是要仔細評估這些適應性反應的品質。當我們看著一大堆孩子做體操的時候，總是有些孩子的節奏、方向或是動作和他人有些不同，雖然看起來，這樣的孩子的確也和其他的孩子一樣有適應性反應，但是在品質上卻是大打折扣的。其實，艾爾斯博士一開始便是對這種動作或行為品質不佳的孩子產生興趣，他們雖然沒有明顯的肢體障礙或是智力上的問題，但是騎

車時總是比較容易跌倒、要花很久的時間才學會綁鞋帶，或是寫的字讓人難以辨認……。而當基本的感覺系統（原料及生產線）功能越強大、越成熟，也越有效率，孩子適應性反應（產品）的品質也就更好。

4. 感覺統合肇始於有意義的感覺刺激登錄

當我們坐在電影院中欣賞哈利波特的時候，我們會自動去忽略掉旁人吃爆米花的聲音、或是與別人不經意的碰觸，看到精彩的地方，甚至會忘卻原來有的頭痛，這就是有意義的感覺刺激登錄。意味著孩子可以只定焦並鎖定重要的感覺刺激，加以放大並處理，同時又可以忽略掉或縮小一些不重要的感覺刺激。這樣的功能有助於兒童更專注在有意義的活動上，常常可以聽到爸媽抱怨「孩子像條蟲」，寫功課的時候總是動來動去，聽到一點聲音就分心，其實就是孩子無法分辨、篩選及專注在必要的感覺刺激，遑論進一步的統合了。所以，下次當你的孩子進行一個活動到了「六親不認」的地步，其實你要非常慶幸他有很好的專注力；這也可以解釋為何偉大的科學家常常會忽略生活中的小細節。

5. 應鼓勵兒童產生其能力範圍之內的適應性反應

也就是說必須「量力而為」，要先去評估兒童的發展階段，並選擇適合他發展階段及能力的活動，這樣才能真正的幫助他成長。現代的「直升機父母」往往過度憂慮，擔心孩子輸在起跑點，常常會對孩子有許多超齡的要求，但其實，當活動符合兒童的發展能力時，兒童比較容易獲得成功的經驗，而這種成功經驗能讓孩子更有信心面對更困難的挑戰，不需要讓孩子從小就在挫折和失敗中成長。而對治療師來說，最重要的是在「量力而為」和「適當的挑戰」間找到一個平衡點，才能將孩子的潛能誘發至極限。而孩子的情緒反應通常就是最好的指標，當你看到孩子對一個活動樂此不疲並露出快樂的神情，且又能和同儕一起共享時，那就是一個最適合其能力範圍的活動。

6. 感覺統合失常的原因可能有兩種

一種是感覺系統調節能力失常，感覺刺激的分辨、攝取、調節、處理與整合其中任一環節鬆脫，都可能造感覺統合功能失常，我們前面所討論的多屬於這個部分。而另一個原因則是可能與兒童的感覺系統調節能力無關，是孩子的功能性支持能力（functional support capabilities）出了問題，所有用來支撐兒童進行任何活動的生理能力都稱為功能性支持能力，它可以協助感覺刺激的整合、分辨及攝取。包括基本的吸吮－吞嚥－呼吸能力、觸覺分辨、其他系統的分辨能力、反射、本體感覺、肌肉張力、穩定度、平衡反應、大腦側化功能到身體兩側整合等。因此在處理孩子的感覺統合功能失常問題之前，必須先評估且處理他在功能性支持能力上的限制。而無論是單獨的感覺系統調節能力、功能性支持能力，或是兩者都有失常時，都可能會造成感覺統合的問題。

7. 感覺統合治療是針對基本的缺陷、而非行為來介入

感覺統合治療和一般的動作訓練不同的地方，就在於它並非直接教導孩子熟練某項動作技巧，而是針對造成該項動作技巧的基本原因做介入，也就是治本不治標。舉例來說，一個寫字太用力，往往會折斷筆芯的小孩，一般的動作訓練便會要求他不斷練習寫字以拿捏寫字的力道；但感覺統合治療便是會去評估造成這個問題的原因是什麼，有可能是因為兒童缺乏適當的本體覺，所以針對孩子的本題覺所設計的活動才可以徹底改善寫字太用力的問題。動作訓練對兒童的動作功能有很大的幫助，但若是要改善高階的適應性反應和行為，「正本清源」才是最重要的；而當孩子的基本問題未獲致解決時所習得的技巧稱為「分裂的技巧」（splinter skill），這種技巧的學習較不自然、較耗費心力，也無法類化到其他的活動或情境當中。因此，一個感覺統合失常的孩子，或許可以擁有很多「分裂的技巧」，讓他們看起來和一般的孩子並無兩樣，但其實對他們來說可能是非常的勞心勞力；而當環境變動過大時，他們也無法自然地去處理這些壓力，會嚴重的影響他們的生活品質。

8. 產生適當感覺統合必須有來自多個感覺系統的輸入

多種感覺刺激的輸入與整合是兒童發展的重要指標，兩歲的孩子會把所有四隻腳的動物都稱為「狗狗」，但是後來藉著不同的感覺刺激（例如貓和狗有不同的叫聲），他會有更好的分辨能力，也進一步促進他的認知發展。視覺、味覺、嗅覺及觸覺的整合會讓孩子分辨網球和柳丁，這種例子隨處可見，包括我們對語言的學習也是多重感覺刺激整合的結果。

四 感覺統合的限制

猶記剛從美國念書回來，每個週末假日都會有來自幼稚園或是機構的邀約，請我去分享一些感覺統合的心得及應用；走在路上，也會發現許多幼稚園都打著「感覺統合」的旗幟；深入瞭解後，發現有少許的幼稚園把感覺統合當作一種商業手段在招徠學生。我曾經看過有一個老師要求孩子坐在旋轉椅上旋轉 300 次，以增加他的前庭功能，真是讓我覺得有點罪過啊，好像之前的講課可能無形中也助長了這種風氣，之後對這樣的邀請都會慎重考慮。當然，絕大部分的幼稚園會很認真地去設計可以提供兒童感覺統合的活動，而且正如我們前面所說，一般的孩子會自然的進行他們的感覺統合。但若牽涉到對有特定問題孩子的感覺統合治療，不論是在人力、設備及流程上都必須要有嚴謹的規定，並非所有人都可以提供感覺統合的評估及治療。那麼，家長該如何去選擇一個真正可以提供給兒童感覺統合經驗的幼稚園呢？有幾個原則可以考慮：

1. 不要相信「感覺統合可以增加孩子智力」的標語，雖然感覺統合的目的之一是增進兒童在學業的功能表現和適應性行為，但是和孩子的智商不見得有直接的關聯性；況且，當我們評估兒童的功能時，本就不該以智力為唯一的標準。

2. 幼稚園當中鼓勵孩子做多樣的探索，不見得要有很炫的設備，但

教師的態度很重要，能夠不怕麻煩、激勵學生參與的老師，越能實踐感覺統合的理念。

3. 幼稚園當中會定期的延請合格的專業人員（職能治療師）來進行評估、諮詢及提供持續的教育；當孩子有問題時，也會及時做進一步的轉介。

4. 老師可以坦誠的和家長討論孩子進行的活動，如果老師是以「怕孩子受到干擾」為由，禁止家長參與或瞭解兒童的活動，那可就要更加小心了。

5. 感覺統合失常雖然會困擾孩子，但是若有瞭解且支持他們的老師及家長，孩子還是可以享有很好的生活品質，並且長大以後可以成為一個合群、有責任的個體。

事實上，感覺統合是為了有特定問題的特定族群所設計的。所以在運用感覺統合治療時也要遵循一些必要的原則，而隨著感覺統合一詞的流行，對感覺統合的應用常常超出它可以應用的範圍，所以在使用感覺統合的概念時，要非常注意不要「越線」。下列幾項，就是我們為「感覺統合」一詞所訂定的界線：

1. 感覺統合原來是為了解釋那些有學習及行為問題的孩子，特別是當他們出現動作不協調及／或是感覺調節不佳的問題，而這些問題已被確認過並不是由中樞神經系統異常（例如大腦受傷、小腦萎縮症等）所造成。艾爾斯博士認為感覺統合功能失常是和中樞的感覺處理有關，但是並不是用來詮釋神經肌肉系統的問題，像是腦性麻痺和唐氏症兒童常會出現的肌肉張力失常的問題，或是腦血管疾病會造成的觸知覺異常問題；因此在診斷孩子是否有感覺統合失常，必須先排除孩子的問題並不是由周邊神經、中樞神經系統，或是認知缺損所造成的。但是，這並不是說感覺統合治療不能應用在這些孩子的身上，而是要記得：**感覺統合只能用來治療這些孩子感覺統合失常的問題**。不過，一個很實際的問題就是當這些孩子出現類似感覺統合失常時，我們通常很難判斷，那

是真的感覺統合功能失常，或是由中樞神經系統異常所造成的。例如唐氏症的孩子常常會出現肢體穩定度不好、無法做出一些需對抗地心引力的動作（例如：仰臥起坐或伏地挺身），或是平衡感不佳的問題，雖然看起來，這真的很像是前庭覺－本體覺訊息處理不佳的症狀，但其實也有可能是因為唐氏症兒童小腦功能異常所造成的。相同的，這樣的情形也可能出現在有感覺缺損的孩子身上（例如：聽覺障礙、視覺障礙……），所以要更加審慎地去觀察這些孩子的症狀，或者是將感覺統合治療當作一個輔助性的治療方式。

2. 感覺統合的應用是有其延續性的，一個感覺統合失常的孩子，長大之後還是可能會持續出現感覺統合失常的問題，因此感覺統合治療還是可以應用在這樣的成人身上，但是，較不適合成年期之後才發生的學習、行為或神經系統的問題（例如中風、失智症或精神分裂等）。

3. 感覺統合強調的是前庭、本體及觸覺的整合，而不是動作的反應。要記住，看到孩子的任一動作，都必須去想像動作底下的感覺統合過程，而感覺統合治療的目的並非在訓練孩子變成一個超強運動選手。

4. 感覺統合器材常常會使用到懸吊系統為治療設備，例如前庭刺激組或鞦韆等。

5. 感覺統合常常會和「感覺動作介入」（sensorimotor approaches）、「感覺刺激」（sensory stimulation）混淆。事實上，「感覺動作介入」強調誘發特定的動作、較不重視感覺的部分；而「感覺刺激」指的是被動的提供感覺刺激勝於自我尋求，主要的目的是改變兒童的狀態，「懸樑刺股」或是用冷水洗臉保持清醒就是最好的例子。

6. 感覺統合治療除了直接介入之外，也可以使用諮詢的間接介入方式，透過諮詢的方式，治療師可使照顧者或是父母更能夠瞭解個

案的困難之處，以及發展能更有效的與個案互動的策略，例如在學校當中，和直接介入比較，諮詢可能會是比較合適的介入方式。

7. 尊重兒童的發展順序：「強摘的果實不甜」，沒有考慮到兒童的發展階段便要求他做過多、過早的學習，常常會造成「雙輸」的局面（孩子既不喜歡做那個活動、也無法建立正確的功能）。

第二章 感覺系統
功 能 篇

汪宜霈

在第 1 章，我們一直提到感覺刺激及感覺系統的重要性，在這一章中，我們要分別介紹觸覺系統、前庭系統、本體系統、視覺系統及聽覺系統，每一個系統都會談到它的構造和功能。而在介紹個別感覺系統之前，讓我們先來認識幾個名詞：

1. 感覺刺激的接收（reception）與傳導（transduction）

每一個感覺系統都有受器（receptors）去感受特別的感覺刺激，例如視覺系統中的受器可以感受到光線的變化，但並非絕對如此，我們都有過大力揉眼睛的經驗，會有「眼冒金星」的感覺，也就是說視覺中的受器會對壓力覺產生反應。當感覺刺激的強度足夠，或是持續的時間夠久時，就可以被傳導至中樞神經系統（也就是說，並非所有的感覺刺激都會傳送至大腦，否則大腦會疲於奔命）。而根據不同的受器及其與大腦的連結，兒童便可以分辨不同的感覺刺激。

2. 接受區（receptor fields）

接受區指的是靠近受器的區域，而這個區域可將感覺刺激轉化為電位訊號；舉例來說，在視覺系統中，視覺接受器指的就是靠近視覺受器的視網膜。而面積較小的接受區會和精細的分辨功能相關。

3. 聚集（convergence）與分散（divergence）能力

神經細胞匯集在中樞神經系統中的單一位置，稱為神經系統的聚集能力，它可用來增加感覺訊息的強度以促進整合，但缺點就是會減低原來感覺刺激之特異性，就好像當你同時聽很多人一起唱歌時，聽到的聲音會更大，但是會較難聽出單獨個體的聲音。而神經分支可和大腦的許多區域連結的能力便是分散能力的良例，其好處便是能將神經訊息廣泛地傳遞。

4. 神經訊息的順序性（serial）與平行性（parallel）處理

在神經訊息順序性處理當中，訊息的傳遞是一個接著一個的，例如觸覺的傳遞會從皮膚的受器傳至大腦。而平行性處理指的是多個神經路徑一同工作，例如視覺系統和前庭系統一起工作以保持平衡。而平行性處理也可以用來指兩條神經路徑傳送相同的感覺，這種功能上的重疊非常重要，當其中一個神經路徑受損時、另一條神經路徑就可以替代其功能，就像某條道路如果封閉，可以走其他的替代道路一樣。

5. 側控制能力（lateral inhibition）

想像我們跟一大群人在一間密閉的房間中聽演講，站在最前排的人一定聽得最清楚，而站在旁邊或後面的人就比較聽不清楚，所以我們會儘量不和旁邊的人交談以降低背景噪音，確定演講者的聲音可以被清楚地傳導；而如果我們只是把我們聽到的內容傳給旁人聽，而旁人又繼續傳下去，那麼沒多久整個房間中都只會充滿嗡嗡的聲音，沒有人可以聽清楚演講者到底在說什麼。神經的傳導正是如此，那些位於接受區中央的感覺神經元（前排的聽眾）可以接受到最大的刺激，而遠離接受區的感覺神經元（兩邊及後側的聽眾）接受的刺激最少，這稱為神經系統的側控制能力（lateral inhibition），又稱為專注機轉（focusing mechanism）。這種機轉非常重要，可以讓孩子察覺、專注、區辨並定位感覺刺激，是感覺系統發展出良好分辨能力的基礎。再舉個例子來說，當孩子的手部接受到一處觸覺刺激時，這種側控制能力可以讓孩子清楚地感受到觸覺刺激的位置，而不會有整隻手都被摸的感覺。

一　觸覺系統

觸覺系統可分成兩個系統：背柱內側丘徑系統（dorsal column medial lemniscal system）和前側系統（anterolateral system）。背柱內

側丘徑系統（圖 2-1）是與分辨性的觸覺有關，包括可以分辨來自兩個不同點的觸覺刺激（這個能力是精細動作發展的重要基礎），以及對壓力覺和震動覺的分辨。而這個系統在兒童的動作計畫能力發展中扮演非常重要的角色，動作計畫能力指的是孩子可以計畫並執行一個新活動的能力。很早期的研究（*Wall, 1970*）便發現，若這個系統受傷，會造成孩

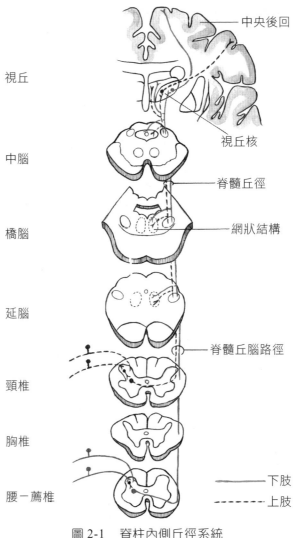

視丘

視丘核

中腦

脊髓丘徑

橋腦

網狀結構

延腦

脊髓丘腦路徑

頸椎

胸椎

腰－薦椎

中央後回

下肢
上肢

圖 2-1　脊柱內側丘徑系統

子在主動的探索性動作表現、注意力和定向能力都會受到很大的影響。而因為傳遞肢體位置的本體覺和觸覺都匯集在背柱內側丘徑系統，因此這個系統對兒童操作物體的能力（例如拿湯匙吃飯、拿筆寫字或是摺紙等）有很大的影響，所以當這個系統的路徑受到干擾時，孩子的本體覺和觸覺都會受損，精細動作會變得非常不協調。而當孩子無法靠觸覺去分辨物體的形狀和大小時，便無法有效地操作該物體；而當孩子無法靠觸覺去分辨手指之間（因此握筆的姿勢常常不正確）、或是手與其他平面之間的關係時（例如寫字時，無法分辨手和紙張之間的關係），會影響他的功能性表現。

而前側系統是一個很廣泛的系統（圖 2-2）。最主要傳遞的是未分化、保護性的觸覺刺激，並且可將感覺刺激傳遞到邊緣系統（limbic system）當中，主要是協助身體去察覺並調節疼痛、溫度及粗略性感覺刺激（例如搔癢）；而邊緣系統則是和情緒的調控有關，因此由這個系統所傳遞的觸覺刺激經常會誘發一些特定的情緒反應，例如身體疼痛時心情會很低落或易怒。而對疼痛的察覺主要是依賴視丘的部分，而背柱內側丘徑系統和前側系統也會在視丘部分有一些重疊的部分，來自背柱內側丘徑系統的刺激（例如觸壓覺、本體覺）可以抑制前側系統所傳送的感覺刺激（痛覺），所以可以部分解釋為什麼當我們感覺疼痛時，適當的搓揉可以緩解疼痛的感覺。而這個概念，也被應用在治療觸覺防禦的孩子身上（前側系統若受到干擾，孩子可能會出現觸覺防禦的現象），可以利用本體覺、深壓覺去減少他們對觸覺刺激過度敏感的情形。而來自臉部及頭部的觸覺刺激，主要是由腦神經中的三叉神經傳送，會將關於頭部、臉的感覺，主要是痛覺、溫度覺、分辨性的觸覺傳遞到大腦皮質。

雖然之前的研究認為背柱內側丘徑系統和前側系統是兩個獨立的系統，但近代的研究則指出它們在功能上有重疊的部分，是一種平行路徑（parallel pathway）。這種系統平行處理的狀態，好像是「買了一個保險」，當其中一個系統受干擾或受損時，另一個系統可以替代部分的

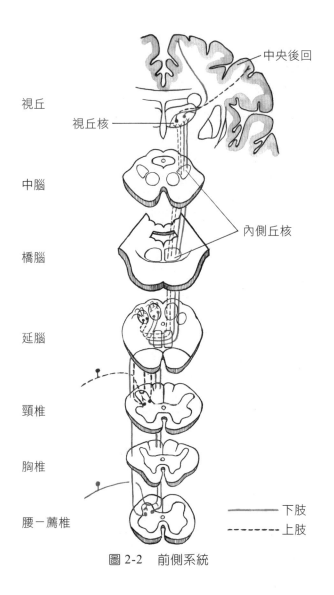

視丘

視丘核

中央後回

中腦

內側丘核

橋腦

延腦

頸椎

胸椎

腰－薦椎

下肢

上肢

圖 2-2　前側系統

功能，這種特性也可以被應用在治療當中。

　　觸覺系統是人類最早發展、最廣泛也是影響最大的系統，更是讓孩子獲得外界環境訊息，並與外界產生互動的重要感覺系統。一般而言，觸覺系統指的是透過皮膚上的受器去感受包括壓覺、輕觸、冷、熱和其他的感覺刺激等。而觸覺對小嬰兒來說是最佳的保護罩，他們可以

靠著觸覺去感受到尿布濕了、洗澡水太熱了、被子的質料不舒服、碰到尖銳的物品或是吃到異物……，而透過哭聲去通知爸爸媽媽來移去這些不舒服的刺激，以保護他們的身體。所以說，觸覺也可以說是我們的「第一語言」，在寶寶獲得足夠的語言、動作和認知技巧之前，他會強烈依賴觸覺來與外界產生關係。除此之外，觸覺系統還可以幫助小寶寶做基本的吸吮及吞嚥，以獲得維持生命所需的營養。

　　而觸覺系統與一個人的情緒狀態息息相關，當我們覺得沮喪時，來自朋友輕輕的拍撫會得到莫大的慰藉；而不舒服的觸覺經驗（捏、打）也會讓我們覺得生氣和憤怒。因此，媽媽常常會利用輕拍、撫觸或提供玩偶以減少嬰幼兒躁動不安的情緒，或是幫助他入眠，許多有關嬰幼兒按摩的課程就是在幫助爸媽利用觸覺以改變孩子的情緒狀態。而不管是大人或是小孩，也會利用觸覺刺激來安撫自己，例如在感受到壓力時，會靠著吸吮手指、咬指甲以降低焦慮和害怕；而智能障礙或是自閉症的兒童，常常會在平時便出現過多以觸覺自我刺激的情形。若在沒有其他的感覺系統輔助下，觸覺系統帶給我們的情緒反應常常會擴大許多倍，看過綜藝節目中的「恐怖箱」嗎？來賓被要求只能靠手去觸摸箱子中的東西（不能用眼睛看），那種恐懼都寫在他們的臉上呢！近來的「育兒妙方」都會鼓勵爸媽多多的擁抱孩子，因為透過擁抱帶來的觸覺刺激，小寶貝可以辨識媽媽，並且建立起非常「緊緊相依」的依附關係，這樣的依附關係會影響孩子與照顧者之間的關係、人際互動、情緒發展，以及專注度等學習能力。

　　人不能離群索居，而人類之間常常靠著碰觸來互動及傳遞情感，例如擁抱、握手或是親吻等。因此，觸覺系統對於兒童人際關係的發展也非常重要，一般正常發展的孩子總是很喜歡和同伴扭打玩耍，或是把握下課十分鐘的時間到擠滿人的遊戲場活動；而觸覺過度敏感的孩子，便會時時和別人保持距離、避免去人多的地方，或是對同學的觸碰避之唯恐不及，久而久之，這樣的孩子會給人「不合群」、「孤僻」、「自我」的負面印象，而影響到他的人際關係和社會互動能力。

　　而觸覺系統更可以幫助孩子去分辨物體的形狀、區辨物體的特性，以及建立起良好的手部操作技巧，孩子從小玩玩具的時候，就會一邊看、一邊摸（有時候還放入嘴中），這是他整合感覺刺激的最佳時機。而透過對自己身體部位的觸摸，有助於孩子發展出正常的身體概念（小孩透過「頭、耳、肩膀、膝、腳趾」的動作去認識自己的身體部位），以及身體在空間中的關係。站在感覺統合的觀點來看，觸覺系統的功能也會影響兒童產生適應性反應，舉例來說，當孩子出現觸覺分辨不佳的情況，可能會影響到他的生活自理；而無法操作物體會影響他在學校當中的紙筆活動；對觸覺刺激不正確的詮釋（例如同學只是輕輕的碰到他），他會將它解釋為一種有威脅性的感覺刺激，則會影響他的人際關係。

二　前庭系統

　　內耳構造包括骨性迷路（bony labyrinth）以及其中的膜性迷路（membranous labyrinth）。骨性迷路包括了三個部分：前庭（vestibule）、耳蝸（cochlea）和半規管（semicircular canal）。膜性迷路則包括前庭內的橢圓囊（utricle）和球囊（saccule）、耳蝸內的耳蝸管（cochlear duct），以及骨性半規管內的膜性半規管（membranous semicircular canal）。耳蝸部分集合成耳蝸神經，半規管部分集合成前庭神經，再合在一起形成耳蝸前庭神經，也就是第八對腦神經，由此再走入腦幹的聽覺神經核，接著上達大腦的聽覺中樞。聽覺中樞的主要區域在大腦的顳葉。故耳朵只是用來傳導聲音，最終仍須靠大腦「聽」聲音。

　　聽覺系統包含耳蝸、聽神經等，負責聽覺；前庭系統可以說是平衡覺輸入大腦的第一道關卡。前庭系統包括受器、腦幹中的前庭神經核（vestibular nuclei）、神經束以及大腦中的相關部位（圖 2-3）。其受器的構造及功能分別為：

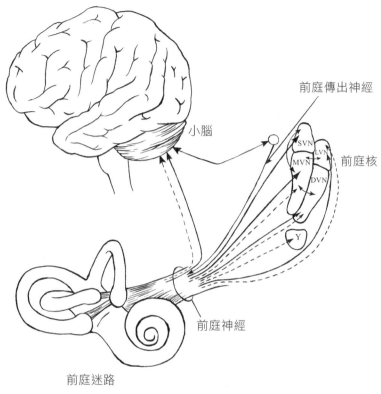

前庭傳出神經

小腦

SVN
LVN
MVN
DVN
前庭核

Y

前庭神經

前庭迷路

圖 2-3　前庭系統

1. 橢圓囊及球囊

橢圓囊（utricle）和球囊（saccule），其內含有互相垂直的平衡斑（macula）。平衡斑是由毛細胞及含有細小耳石（聽石，otoliths）的膠質膜（gelatinous membrane）所組成。橢圓囊主要偵測水平方向的直線加速度、持續性動作，以及非常緩慢的頭部移動；球囊最主要偵測垂直方向的運動、重力變化及震動的刺激。另外，由於耳石的重量直接施加於纖毛上，使我們在靜止時仍能認知位置，故稱為靜態迷路（圖 2-4）。

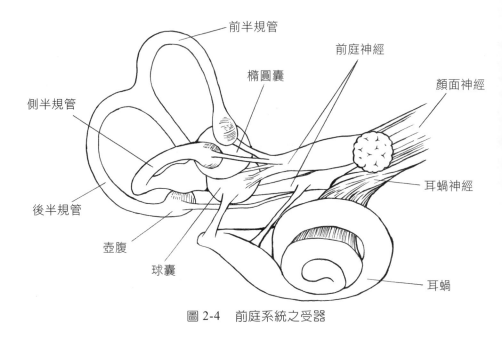

圖 2-4　前庭系統之受器

2. 半規管（semicircular canals）

　　為三分之二圓周的管狀構造，在骨性半規管裡面還有膜性半規管，每個膜性半規管中含有內淋巴液，其間間隔著外淋巴液。三個半規管（上半規管、後半規管與水平半規管）彼此互相垂直，可以偵測不同方向的加速度及減速度（也就是旋動的動作）。

　　和橢圓囊接合處附近的半規管會膨大成壺腹（ampulla），壺腹內的毛細胞和其支持細胞合稱壺腹脊（crista ampullaris），為平衡感覺的接受器。當兒童產生頭部動作時，內淋巴液在半規管中的流動會引發兩邊耳朵的纖毛往不同的方向擺動，因此雙耳會將不同的神經衝動傳至腦部，再與來自其他系統的感覺刺激（視覺、本體覺、運動覺）整合之後再傳至適當的骨骼肌，以維持身體的平衡，所以稱為動態迷路。

　　不同位置的地心引力與不同方向的運動，會對這些平衡接受器的內部構造有不同的影響，並轉換成神經訊號，再將這些訊息經由第八對腦神經中之前庭神經傳遞至腦部，讓兒童可以感受到頭部的空間位置

（靜態平衡）與位置的改變（前進、旋轉、升降等），並做出適當反應（包括維持直立姿勢與產生平衡反應等）。

　　而由於前庭核和其他系統之間有廣泛的連結，讓它的功能更加強大，以下我們就針對它的神經連結來介紹其他的功能。

(一) 前庭核

　　因為我們的身體一直不斷地和地心引力互動，因此前庭神經會持續的受到刺激（*Kandel, Schwartz, & Jessell, 1995*）；而由於前庭神經束會往同一側或對側投射，所以前庭神經核（vestibular nuclei）接受到來自前庭神經攜帶的訊息，並藉著比較左右耳神經訊息的差異，以決定動作的方向為何。除此之外，前庭神經核還會接受來自視覺系統、脊椎和小腦的訊息，而這些訊息的統合，有助於兒童可以偵測頭部的位置、動作的方向和速度。尤其是來自視覺神經系統的訊息分外重要，視覺刺激會透過腦幹下橄欖核（inferior olive）及小腦傳遞，而這些系統之間的互動對產生眼球動作來說非常重要。

(二) 前庭神經核

　　透過在腦幹位置的神經束（medial longitudinal fasciculus）與第三對（動眼）、第四對（滑車）和第六對（外旋）腦神經有直接的聯繫。這些神經連結，可以讓孩子頭部或身體轉動時，維持眼睛穩定、可持續提供穩定的視覺影像。因此，孩子的眼球動作和頭部轉動的方向通常是相反的，被稱為前庭－眼球反射（vestibulo-ocular refelx），透過這樣的反射可以控制眼球動作、頭部擺位與身體的張力（*Haines, 1997*）。眼球的控制影響了視覺的發展，而頭部與身體的穩定，則與本體覺的發展有關。因此，視覺、平衡覺及本體覺在腦部的整合，會對後續的注意力與動作計畫之發展有莫大影響。眼球震顫（nystagmus）是一種特化的前庭－眼球動作，舉例來說，當頭部開始向右轉動時，半規管中的內淋巴液流動及壺腹的移位來自眼球－動作神經核（oculo-motor nuclei）和前庭系統（主要是來自半規管中的內淋巴液流動及壺腹移位的訊息），會讓眼睛往左跳動，以維持視線的穩定，此時稱為眼球震顫的慢期（slow phase）。而當頭部繼續的向右轉動時，壺腹會回復到靜止的位置，並停止傳送訊息給前庭系統，這時眼球就會開始跟著頭部轉動的方向跳動，往右不斷地反彈回中央的位置，此時稱為眼球震顫的快期（fast phase）（*Cohen, 1999; Fisher, 1989*）。眼球震顫可分為旋轉時眼球震顫（perrotary nystagmus，發生在旋轉動作進行時）及旋轉後眼球震顫（postrotary nystagmus，發生在旋轉動作結束後），兩者的眼球跳動方向，在眼球震顫的慢期與快期中剛好相反。

而對感覺統合中的前庭功能失常的孩子來說，因為掌管眼球震顫的機制受損（*Fisher, 1989*），因此可能會出現眼球震顫時間不正常的現象（通常是過短）。雖然對旋轉後眼球震顫時間的測量常被當作兒童前庭功能的指標，但是它不能被當作唯一評估的標準。

(三) 前庭核和小腦

前庭系統是唯一和大腦直接連結的感覺系統，直接來自前庭神經或是前庭核的神經束會和小腦聯繫，會持續地控制孩子的眼球、頭部動作和姿勢。

(四) 前庭核和脊椎

前庭核經由外側及內側的前庭－脊椎路徑（LVST, MVST）傳送訊息到脊椎，會影響孩子的肌肉張力和持續調整動作的能力，而從這兩條路徑可以看到前庭覺和本體覺的互動與作用。以下分別針對這兩條重要的路徑做說明：

1. 外側前庭－脊椎路徑

此路徑會接受來自半規管、橢圓囊、球囊、前庭小腦連結及脊椎的訊息，並將訊息傳遞至頸椎（cervical）、腰椎（lumbar）與薦椎

（sacral）上的 α 及 γ 運動神經元（α, γ motor neurons）。α 運動神經元會支配肌肉纖維、而 γ 運動神經元會連接至肌梭（muscle spindle），而肌梭中密布了關於察覺姿勢動作的受器，因此，前庭系統會對兒童維持姿勢的肌肉（也就是對抗地心引力的動作，大部分是做伸張動作的肌肉）、姿勢的控制和穩定有莫大的影響。

2. 內側前庭－脊椎路徑

此路徑會接收來自小腦、皮膚和關節本體覺受器的訊息，並將神經訊息傳導至頸椎肌肉群的神經元，可以幫助頭部維持穩定的姿勢。

而不管是來自橢圓囊／球囊或是半規管的刺激，都會使頭部、軀幹或肢體為了要因應頭部和身體的動作變化，而產生代償性動作，例如當我們快跌倒時，因為感受到身體姿勢的變化，便會發展出相對應的動作以維持平衡。而來自橢圓囊／球囊的訊息主要和軀幹伸張和支持性的反應相關（tonic reactions），例如看書時，隨著頭部的動作，孩子可以維持頭部及上半身穩定的姿勢；而來自半規管的訊息會誘發雙側頸部及上肢的肌肉，與動態的平衡相關（phasic reactions）（*Fisher & Bundy, 1989; Roberts, 1978*），例如當孩子要向前跌倒時，會把身體往後並穩住姿勢。

(五) 前庭核和視丘／大腦皮質

前庭神經核會和視丘兩側的神經核連結，包括內側神經核（ventral posterolateral nucleus）和外側神經核（lateral nucleus），內側神經核主要是接受各式各樣的自體感覺（somatosensation），主要是觸覺系統和本體覺系統，並且是自體感覺與前庭感覺整合的地方。而這兩處神經核會將訊息傳送至大腦皮質中，因此於動作的察覺和空間定位中扮演重要的角色。事實上，大腦皮質並沒有前庭神經的中樞，孩子在接受過度前庭刺激而產生頭暈的感覺，並不是由前庭神經感應，主要是由前庭反

射引起運動和位置異常的感覺。

三 本體感覺

本體感覺（proprioception），在拉丁文中「proprio」是「關於自己」的意思，而「ceptive」則是「接收」的意思，顧名思義就是關於我們自己身體的感覺，一舉手、一投足都會將本體感覺傳遞至大腦，因此本體感覺有問題的孩子，就很容易出現「手足無措」的樣子。當我們搭乘雲霄飛車或是在黑暗中走路時，會特別覺得無法掌控我們的肢體；或是當我們用力推東西時會感受到肢體特別用力，因為在上述這些狀態，我們所接受到的本體感覺更為鮮明。換句話說，本體覺便是接受來自皮膚、肌肉、肌腱、關節、韌帶、骨骼等的刺激，讓我們可以：(1) 察覺整個身體、個別肢體的相對位置和在空間中的位置；(2) 察覺動作的方向、速度和大小，以在正確的時間點（timing）產生動作；(3) 察覺我們肌肉使力的大小，也可以幫助我們決定用多大的力量去抓握或舉起物體；(4) 感覺肌肉被拉扯的力量大小與速度，可避免肌肉進一步受傷（*Kalaska, 1988; Matthews, 1988; McCloskey, 1985*）。所以，前庭覺其實也算是一種特化的本體覺，這兩種感覺是密不可分的；而本體覺也常和「運動覺」（kinesthesia）一詞交替使用。

接著，我們就來談談本體覺的受器。

(一) 肌梭（muscle spindles）

肌梭（圖 2-5）被包裹在肌肉內，因其狀如梭（中間膨大、向尖端漸漸變細）而得名，長度大約 0.05-1.3 公分，分布在人體所有的肌肉當中，手臂和腳有最多的肌梭，尤其密布在手指頭和腳趾頭的小肌肉上。肌梭的功能好像是一個比較長度的工具，它可以用來比較肌梭與肌梭外纖維（extrafusal fiber）的長度變化，尤其是對「牽張拉扯」（stretch）的反應最明顯。當肌梭外纖維的長度比肌梭短，由肌梭傳遞出去的神

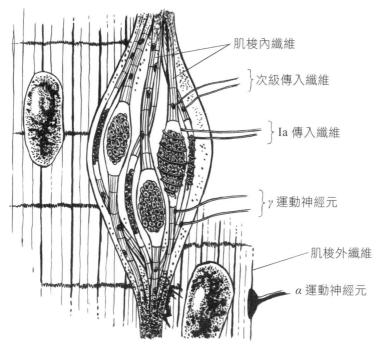

肌梭內纖維

} 次級傳入纖維

} Ia 傳入纖維

} γ 運動神經元

肌梭外纖維

α 運動神經元

圖 2-5　本體覺受器──肌梭

經衝動頻率會減少；而當肌梭外纖維的長度比肌梭還要長時（想像這個動作：你的手肘關節本來是彎曲 90 度、靜止的狀態，但忽然有人把一顆鉛球放在你的手中，這時候就會造成你的前臂往下掉，肌肉就被拉長），這時候肌梭傳送至脊髓的神經刺激就增加，而脊髓會將動作衝動再傳回肌肉（這時候，你的前臂肌肉會收縮，回復到原來彎曲 90 度的姿勢）。這個能力對兒童的姿勢控制，以及調節姿勢張力來說非常重要。

　　每個肌梭上都有兩個感覺受器，分別是初級（Ia）傳入纖維，與次級（II）傳入纖維。這兩個感覺末稍皆分布於肌梭的中央，這是肌梭裡不具有收縮性的部分。初級傳入纖維主要是傳遞關於肌梭被拉扯的速度與長度之訊息（動態的牽張拉扯）；而次級傳入纖維只有傳遞關於肌梭長度的訊息（靜態的牽張拉扯）。而後述的高基氏體被稱為 IIb 受器。

　　肌梭的兩端是可收縮的，由 Aγ 運動神經元（Aγ motor neuron）所支配，根據這些部位收縮的程度也可進一步調整初級傳入纖維，與次級傳入纖維（這是屬於不可收縮的部分）之敏感度。當肌肉拉長時，這些神經末梢會傳送神經衝動到脊髓，會同時興奮主動肌（負責產生動作的主要肌肉）與抑制拮抗肌（拮抗肌會放鬆），在適當的興奮和抑制的情況下，這兩組肌肉的一收一放便可以讓肢體產生動作。想像一下，若是兩組肌肉都是在收縮的狀態，就好像拔河時兩邊的力量相同，繩子就不會滑動了；而有些孩子會利用兩組肌肉同時收縮來達成穩定度（因為此時肢體便是在靜止不動的狀態），但這並非是成熟的穩定度表現。

　　而當我們對抗阻力而產生動作時，因為必須活化更多的肌肉群（比較一下騎腳踏車上坡和下坡的感覺），因此會帶來更多的本體覺回饋。這也是為什麼在感覺統合治療當中，我們常常會要求孩子在「對抗阻力」的狀態下進行活動（例如趴著、將身體抬起來丟球）。

(二) 皮膚的受器（mechanoreceptors of the skin）

　　雖然觸覺和本體覺是由同一條神經路徑傳遞的，但是這兩種感覺之間還是有差異，一般來說，若是由動作引發或是與動作本質相關的觸覺被稱為本體覺。

(三) 中樞傳送之動作指令（centrally generated motor commands）

　　並非所有的本體覺（proprioception）都來自本體覺受器（proprioceptor）。當孩子計畫產生某個動作（打棒球）之後，會有特定的神經訊息傳送至肌肉群，讓孩子去分辨主動產生的動作（孩子自行揮棒的動作）和由外在刺激產生的動作（根據投手擲出不同速度與方向的球而揮棒的動作），孩子便可以妥善規劃他的動作，包括力量的大小與在空間中的擺位等，這對孩子的動作計畫能力來說非常重要。

(四) **關節與肌腱的受器**（joint / tendon receptors）

在關節囊、關節軟骨和肌腱中有許多型態各異的本體覺受器，這些受器在關節產生動作時會產生變形，會進一步將關於關節位置與動作的訊息傳送出去（圖 2-6）。而不同的動作會活化不同的受器，因此可以持續不斷地將本體覺的回傳送到神經系統，讓神經系統知道關節活動的角度和速度。所以球員最怕肩膀受傷之後會找不回「球感」，就是因為受傷後會造成部分本體覺受器的損傷。

高基氏體（Golgi tendon organ）：其直徑約 0.01-0.1 公分，位於肌肉纖維與肌腱交界處。高基氏體會藉由一群傳導速度較快的神經纖維將神經衝動傳送至脊髓和小腦，其主要的功能是感覺肌肉的張力，當肌肉過度收縮時，高基氏體會將神經衝動傳至脊髓，會抑制主動肌的收縮，可以避免肌肉被過度拉扯，而造成肌腱損傷或斷裂。但有些學者認為關節及肌腱的受器，往往都只會在動作達到最大角度時才會被活化（*Lane, 2002*），而一般的功能性動作都是在中度的關節活動角度（mid-range）

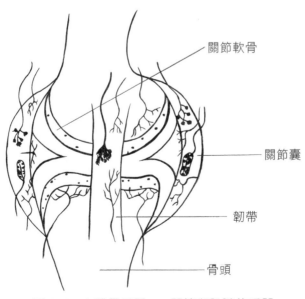

關節軟骨

關節囊

韌帶

骨頭

圖 2-6　本體覺受器──關節與肌腱的受器

下進行的,因此它的重要性似乎沒有那麼顯著。

　　我們在一開始便談到前庭系統和本體系統是密不可分的,前庭系統可以說是位於身體內部的參考點;而視覺及本體覺則為位於身體外部的參考點,它們不斷提供大腦外在環境的訊息。這三種系統會共同運作,影響兒童對主動性動作的察覺、身體概念(body scheme)的建立、平衡感之發展與應用。當身體的內、外參考點發生了衝突時,就會有失衡的狀況,暈車就是因為視覺、前庭覺及本體覺之間的不協調所致。而前庭刺激和本體覺刺激在感覺統合的治療中也扮演相輔相成的角色。一般來說,藉著調整前庭刺激的本質,可以對孩子產生不同的效果(例如快速的旋轉刺激,對孩子有興奮作用;而慢慢的搖晃則有安撫作用);而大部分的本體覺刺激都是具有安撫作用的,例如冬天抱著一床厚棉被或是一個大大的擁抱都會帶來平靜的感覺。而由於頸部和身體近端關節,例如肩關節和髖關節等會攜帶最大量的本體訊息到大腦,此原則也可被應用於治療上;例如治療師會讓孩子以手腳著地在地上爬行,因為在這個姿勢下,肩關節和髖關節都會接受大量的重力刺激。

　　在前幾節,我們介紹了艾爾斯博士認為感覺統合中最重要的三大感覺系統－觸覺系統、本體覺系統和前庭覺系統,接著我們要介紹視覺與聽覺系統。

四　視覺系統

　　「觀其眸子,人焉廋哉?」眼睛會直接流露出我們的情感、想法和個性,而視覺系統更是一個孩子與外界互動的重要橋樑,孩子透過他眼睛中所看到的一切去感受這豐富的世界。視覺系統在兒童的動作發展與感覺統合功能扮演重要的角色,想像一下,倘若矇上我們的眼睛,即便只是在很熟悉的家裡行走,都有可能會跟蹌跌倒,並讓我們的情緒非常不安,因此視覺系統的重要性不言而喻。

　　人眼可見的光線只占全部波長中的一小段而已,光線進入眼睛後,

會經由角膜（cornea）的折射，穿過水樣液、瞳孔（pupil，主要是用來調整光量），再透過水晶體（lens，具有調節功能）等構造後，落於視網膜（retina）上。視網膜是接收視覺刺激的第一站，包含了下列幾種細胞：

(一) 接收器

視網膜上的接受器大致可分為兩種，依其外型不同而分別命名為：錐狀細胞（cone）、桿狀細胞（rod）。這兩種接受器也有不同的功能。錐狀細胞有三種不同的接受器，分別對不同的波長最敏感；而桿狀細胞只有一種接受器。桿狀細胞總數多於錐狀細胞，但是其在視網膜上的分布不太均勻，中央窩（fovea）只有錐狀細胞，完全沒有桿狀細胞，而錐狀細胞都是一對一傳遞訊息（一個錐細胞和一個神經節細胞相連），因此中央窩有最好的視覺敏銳度（acuity）；而中央窩以外的邊緣區域（peripheral）則有大量的桿狀細胞和少量的錐狀細胞，而桿狀細胞則是「多對一」的連結方式（*Tessier-Lavigne, 2000*）。

(二) 水平細胞（horizontal cell）和無軸突細胞（amacrine cell）

這些細胞主要是用來調節錐狀細胞、桿狀細胞、雙極細胞與神經節細胞之間的互動，與對比視覺刺激的敏感度（contrast sensitivity）有關，尤其可以讓我們清楚去分辨物體的邊緣和界線，這對孩子的移動能力（例如上下樓梯時要能分辨階梯）和手部操作能力（例如抓握物體時可分辨物體的形狀）是很重要的（*Dowling, 1987*）。

(三) 雙極細胞（bipolar cell）和節細胞（ganglion cell）

來自錐狀細胞和桿狀細胞的訊息會直接傳送到雙極細胞，然後再傳送到神經節細胞，這些軸突集結成束，形成視神經（optic nerve），視神經的通路因為不含任何視覺接受器，稱為盲點（blind spot）。

　　而軸突經過視束交叉（optic chiasm）之後有兩條不同的路徑，90％的神經會經過側膝核（lateral geniculate nucleus）再傳到視覺皮質；10％的神經會傳到上丘核（superior colliculus），而有少許的視覺訊息會傳送至腦幹核（brainstem nuclei）。側膝核位於視丘，是視覺訊息傳導的中間站，主要是將經過組織的視覺訊息送至大腦枕葉的視覺皮質，而側膝核也被認為和兒童的深度知覺（depth perception）有關。由枕葉開始有兩條路徑，背側路徑（dorsal pathway）會將訊息傳送到後頂葉，負責處理與視覺空間相關的訊息以及動作計畫的能力，所以被稱為「where 和 how 路徑」；而內側路徑（ventral pathway）會將訊息傳送到下顳葉，主要負責物體的辨識，所以被稱為「what 路徑」（*Wurtz & Kandel, 2000*）（圖 2-7）。

　　前述的視覺系統就是「聚焦視覺」（focused vision），這個視覺系統主要聚焦於視覺範圍的中央部分，並且在光線不足下會受到影響，而由於視覺信息要經過資訊系統的處理（約需時 0.2 秒），所以速度比較緩慢。而周邊視覺（peripheral vision）與動作控制有關，速度較快亦不受光線強弱的影響（所以我們在黑暗中仍可走動）。除了偵測環境中物體的移動和位置外，亦提供了本體運動時的相關資訊，可以去微調我們的動作。

　　而孩子在接受到視覺刺激之後，會透過一連串的認知歷程去賦予該視覺刺激特定的意義，所以，孩子才會學著去辨認物體、臉孔，並學會語言和文字，此稱為視知覺（visual perception）。與孩子的感覺統合相關的視知覺包括：

1. 視覺注意力（visual attention）

　　與孩子如何專注並適當地選擇視覺訊息有關。視覺注意力受損的孩子常常給人一種「無頭蒼蠅」的感覺，面對多樣的視覺刺激，常常不知該如何去選擇及處理（*Enns & Cameron, 1987*）。

視野

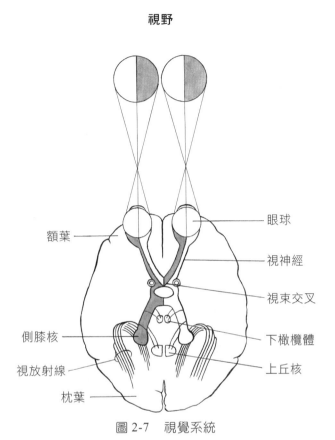

額葉

眼球

視神經

視束交叉

側膝核

下橄欖體

視放射線

上丘核

枕葉

圖 2-7　視覺系統

2. 視覺記憶（visual memory）

指的是孩子可以將接受到的視覺訊息與先前的經驗整合，並做進一步的儲存和提取。視覺記憶受損的孩子感覺總是慢半拍，例如總是無法即時認出學過很多次的字母或是已見過很多次面的人，學習上都是事倍功半（*Todd, 1999*）。

3. 視覺區辨（visual discrimination）

指的是孩子可以去分辨視覺刺激的特徵，以做進一步的辨認、分類和配對；又可進一步分為物體區辨和空間區辨的能力。物體區辨能力

受損的孩子，可能會出現無法辨認 A、*A*、a、*a* 都是同一個字母（*Piaget, 1964*），無法去猜測部分被行道樹遮住的招牌寫些什麼，或是無法在裝滿玩具的箱子中找出他心愛的玩具（*Cohen, 1981*）；而空間區辨受損的孩子可能會出現寫字顛倒（8 歲之後）、動作笨拙，甚至是迷路的狀況（*Dutton, 2002*）。

而值得注意的是，我們前面提過物體視覺（object vision）和空間視覺（spatial vision）是由兩條不同的路徑傳送，因此它們在功能上也是互相獨立的（*Milner & Goodale, 1993; Newcombe & Ratcliff, 1989*）。也就是說，空間認知能力不好的孩子可能有正常的物體辨識之問題，反之亦然。

4. 視覺想像（visual imagery）

指的是孩子可以在心裡描繪特定人事的圖像，例如當我們想念一個人時，心中就會浮現他的臉孔。孩子缺乏這樣的能力會妨礙他發展進一步的認知能力。

兒童的動作技巧、姿勢、協調性和移動的能力，都會受到視覺系統和視知覺莫大的影響。小嬰兒在伸手摸東西之前會先以視覺導引他的動作（visual regard）（*Clifton, Muir, Ashmead, & Clarkson, 1993*），然後會慢慢的改由本體覺來主導他的動作；因此對於本體覺逐漸退化的銀髮族來說，視覺又會變成他們維持平衡的重要系統（*Lord, Clark, & Webster, 1991*）。而視覺系統也會影響到孩子處理空間中的物體或是日常生活功能，例如在跨越門檻時，腳不是抬得不夠高、就是抬得太高。而視知覺的能力對於孩子在學校中學習非常的重要，因為學校的課程還是以大量的抄寫和紙筆活動為主，即使是很輕微的視知覺問題都可能造成孩子在學習上的困難。有些孩子在學校活動中常出現的問題，可當作視知覺能力失常的指標：

1. 握筆或是閱讀的姿勢不良。
2. 在閱讀、拼字、書寫和數學學習上有困難。

3. 不太會使用剪刀或其他學校中的工具。

4. 剪貼、著色、摺紙和堆積木的活動做得不太好。

5. 花很多的時間在簡單的拼圖活動。

6. 不會綁鞋帶、蝴蝶結。

7. 生活自理能力較同儕落後。

8. 在體育課的表現較笨拙，例如總是接不到球（或是會影響其他需要用到手眼協調能力的活動）。

　　而當孩子出現上述的問題時，必須先請眼科醫師確認他的視覺系統功能是否正常，有時候只是配戴了一副眼鏡，所有的問題都迎刃而解了呢！

五　聽覺系統

　　當我們聽太鼓演奏時，會覺得心臟跟著跳動，有非常震撼的感覺。因為打鼓的時候，鼓的震動會帶來空氣分子的運動，於是產生了聲波。而聲源可以來自任何一種物體，當它震動時會帶動周圍的分子隨之震動，這種壓力波就是聲音。人類的聽覺系統可分為周邊和中樞聽覺系統。周邊聽覺系統由三個部分構成（圖 2-8）：

(一) 外耳

　　外耳由耳廓、耳道和鼓膜組成。外耳好像一個集音器，可以蒐集音，並將部分的聲音放大，而聲波穿過外耳道之後會震動鼓膜。

(二) 中耳

　　中耳有三塊聽小骨：錘骨、砧骨和鐙骨，這三塊聽小骨連在一起形成聽骨鏈。鼓膜的震動引起聽小骨的震動，在進入內耳之前，聽小骨鏈特有的傳遞功能，會使得經過中耳的聲音被放大，藉此補償聲波在耳朵內不同介質間傳遞的能量損失。

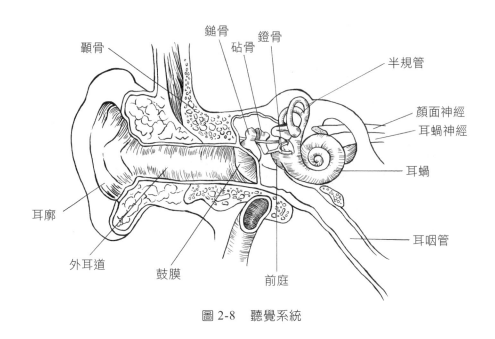

圖 2-8　聽覺系統

㈢ 內耳

　　內耳的形狀像一個螺旋狀的蝸牛，而且充滿液體，一般稱為耳蝸（cochlea）。耳蝸內有許多微小的接收細胞（聽覺毛細胞），中耳聽骨的震動引起耳蝸內液體的震動，毛細胞將機械動能轉換成電能來刺激聽覺神經。耳蝸上不同位置的毛細胞負責特定頻率的訊息傳遞，耳蝸基部的毛細胞負責高頻率，頂部則負責低頻率聲音的傳遞。

　　聽覺系統經由兩條主要的神經路徑將訊號傳至大腦，一條是核心路徑（core pathway），主要是快速且精確地傳遞聲音；而另一條是帶狀路徑（belt pathway），與雙耳聲音的整合有關。而在這些神經路徑中也有許多回饋路徑，可以讓我們對突然的聲音產生驚嚇反應；或是讓頭、身體針對不同的聲音做定位。

　　中樞神經系統主宰聽覺訊息的傳遞與詮釋，與聽覺訊息傳遞有關的結構及其途徑為：

1. 耳蝸神經核（cochlear nuclei）：耳蝸神經會在腦幹處和背側耳蝸神經核（dorsal cochlear nucleus）及內側耳蝸神經核（ventral cochlear nucleus）會合，耳蝸核可以說是內耳裡將聽覺刺激轉為「數位」資料的第一站（*Oertel, 1997*）。

2. 上橄欖複合體（superior olivary complex）：神經束在傳送至上橄欖複合體之前，大約有 70% 的神經束會交叉至對側的腦幹（約 25-30% 並未交叉）。上橄欖複合體重要的功能主要是確保整合雙耳所聽到的聲音，因此我們才能專心聽重要的聲音，而忽略掉一些不重要的聲音（*Noback, 1985*）。

3. 神經訊息由側丘系（lateral lemniscus）被傳送到下丘（inferior colliculus），然後到內側膝狀體（medial geniculate body）。下丘不但接收整合來自不同神經途徑及大腦皮質的聽覺訊息，也會接受來自脊髓及上丘（superior colliculus）的訊息，可以說是一個重要的多訊息整合中心（multisensory）（*Oliver & Morest, 1984*）。

4. 內側膝狀體是視丘中特化的神經核，會將聽覺訊息傳遞至大腦中的聽覺中樞（顳葉）。有研究指出（*Galaburda, 1994*）這個部位若受損，孩子無法聽得懂別人講話時聲音的快速轉換。

5. 大腦的聽覺中樞（auditory cortex）分成：
   (1) 主要聽覺皮質（primary auditory cortex）：當聽覺訊息傳到這個地方時，我們才能真正的「聽到」聲音。
   (2) 次要聽覺皮質（secondary auditory cortex）：主要和辨識聲音的來源及方向有關，也和孩子注意新的聲音有關。
   (3) 聽覺聯合區（auditory association cortex）：與孩子處理複雜的聽覺訊號、聽寫和閱讀能力有關；這個位置因會接受來自其他系統（例如前庭系統、本體系統或觸覺系統）的感覺訊息，所以會有多重感覺的互動；也與孩子的注意力和警醒程度有關。

6. 左、右大腦半球：左大腦被認為和孩子對語言及分析順序性的訊息有關；而右大腦則被認為和非語言的功能有關（*Kolb & Wishaw, 1990*）。而當連接左右大腦的胼胝體（corpus callosum）受損時，孩子在聽寫活動的表現會較差（*Musiek et al, 1984*）。

耳蝸神經（cochlear nerve）和前庭神經（vestibular nerve）會匯整成第八對腦神經而進入腦幹，因此，感覺統合理論推論前庭系統和聽覺系統之間有密切的關係，並會建議以一些前庭刺激活動來促進腦幹部位的感覺統合，以強化兒童的聽覺及語言能力之發展，而進一步改善其閱讀等學習能力。

透過以上複雜的結構與傳送過程，當我們的聽覺系統聽到聲音時，除了可以辨識聲音的來源，還能將聲音的物理特性轉譯成神經訊息，再傳送到大腦，大腦可以比對過去的聽覺經驗以產生適當的反應行為。所以，當孩子還很小的時候，即使在吵鬧的環境中，也會對媽媽的呼喚產生反應，或是對母親生氣的語調感到害怕（雖然他並不瞭解媽媽講話的內容），這都會影響孩子的情緒與認知能力發展。聽覺對孩子的安全性也很重要，例如在馬路上聽到車子的聲音，靠著聲波傳到左右耳不同的速度差，孩子不但知道車子會從哪一個方向過來，也可以辨別是腳踏車或是卡車的聲音，以決定閃躲的方向和速度。而聽覺系統失常也會影響孩子的社會功能和參與度，我們常常是聽到聲音之後才產生反應（例如別人叫我們時，我們會適當的回應），這是所有社會互動的基礎；雖然聽覺障礙的孩子可能會利用視覺代償聽覺系統異常的問題，但是因為他必須要專注地去看對方的肢體動作，因此會忽略注視周圍的環境（*Northern & Downs, 2002*）。

以下的行為表現，可作為篩檢兒童是否有聽覺系統的問題：

1. 無法遵從成人的口語指示進行動作。
2. 挫折忍受度很低，常出現焦慮或暴躁的情緒。
3. 常常忘記學校老師交代的事項。
4. 常常無法在一定時間內完成作業或活動。

5. 平日表現和他實際的能力差距很大。

6. 常常表現出缺乏自信的樣子。

7. 不喜歡跟和他年齡相仿的孩子一起玩（喜歡跟較年幼的孩子一起玩）。

8. 對新的活動缺乏動機。

9. 對新的環境適應力不佳。

10. 對大的聲音無法忍受。

11. 注意力不佳或是無法安靜坐好，衝動控制能力較差。

12. 有時會很愛講話。

13. 可能會出現不合作，或是反抗等行為問題

　　如同視覺系統一節中所提到的，當孩子出現疑似聽覺系統異常的問題時，請家長先帶往耳鼻喉科醫師處做詳細的檢查，以決定介入的措施。

第三章　感覺統合功能異常篇 I

感覺處理與
調節異常

汪宜霈

1. 感覺調節（sensory modulation）

在本章一開始，我們要先來介紹什麼叫做「感覺調節」。感覺調節對兒童參與日常生活活動來說非常重要，簡單的說，當兒童可以因應環境的要求而適度攝取，並調節來自不同感覺系統的訊息，藉由增加或減少神經系統的活動（視當時的情況而定），便可以過濾掉不重要的感覺刺激，而專注於重要的感覺刺激，以完成有意義的活動（例如遊戲）。不然的話，兒童將花過多的精力去注意所有的感覺刺激，會讓他變得很不專心且效率奇差。而孩子在極小的時候便學會這種調節感覺的能力，所以嬰兒會吸吮手指頭來安撫自己，隨著他的神經系統越來越成熟，感覺系統調節的能力就更精緻了。不過，每個孩子有獨特的感覺調節方式，雖然大部分的孩子都會在搖晃中停止哭泣吵鬧，但是有些孩子卻是越搖越生氣，會因人而異喔！

2. 警醒程度（arousal level）

「警醒程度」指的是孩子可以察覺到內在及外在的環境，並做出適當的回應（*Benarroch et al, 1999*）。而孩子對內外環境的察覺必須依賴大腦中的網狀活化系統（reticular activating system）的功能，這個系統像守門員一樣讓神經系統維持警戒狀態。新奇的感覺刺激會增加這個系統的活動性；相對的，重複性或是將感覺刺激移除便會使這個系統較不活躍，因此，喜新厭舊似乎是人的本能。「警醒程度」可以說是由不同系統的感覺刺激輸入而決定，因此會隨時改變，一般來說，剛睡醒的時候較低，慢慢地逐漸升高，下午上課的時候又下降⋯⋯。但是，警醒程度並非越高越好，過度的警醒程度反而會出現紊亂或焦慮的行為，例如當我們過度亢奮時，其實是無法認真思考或做事的；而保持警醒是一種生存的本能，因此當孩子處在太高的警醒程度時，他會感覺自己經歷重大的危險，會出現防禦或是不安的行為。

3. 感覺調節異常（**sensory modulation dysfunction**）

由上面的敘述可看出感覺調節和警醒程度之間的密切關係，感覺調節異常會妨礙孩子出現適應環境之行為。一般來說，感覺調節能力會在正常範圍內擺盪，而感覺調節異常的孩子可能會對本身或是環境中的感覺刺激過度反應（over-responsiveness）或是反應過低（under-responsiveness, dormancy），甚至是兩者並存的情形，我們在本章接下去的幾節中將要介紹不同的感覺調節異常。一般來說，反應過低的孩子接受感覺刺激的閾值過高，需要多量的輸入才能達到閾值並產生反應，因此這類的孩子會尋求過量的感覺刺激，好像一個不敏感的胃，需要吃很多很多的東西才會有飽的感覺。而過度反應便是對感覺輸入的閾值低，所以只要一點點感覺刺激就會引起孩子敏感、防禦，甚至是拒絕或退縮的行為，好像一個很敏感的胃，吃一點點東西就覺得不舒服了（為什麼拿食物來做比喻呢？記不記得我們前面說感覺刺激就是大腦的食物）。

根據艾爾斯博士所提，感覺調節異常可能和邊緣系統（limbic system）與下視丘有關，而這些大腦區域的主要功能是學習、記憶、動機、本能的情緒（如性、恐懼）及情緒表達等，也可以解釋為何感覺調節異常的兒童常常會伴隨情緒和行為的問題。而有些神經傳導物質也被證實與感覺調節異常有關，例如眾所周知的血清素（serotonin）和憂鬱症之間的關係（*Zigmond et al., 1999*）。而壓力也會影響兒童的感覺調節能力。

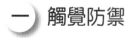

一　觸覺防禦

小華長得真可愛，圓圓的臉頰讓人看了就想摸一下，但是只要大人碰觸到她的臉，甚至抱抱她，她都會極力的掙扎或哭鬧。本來媽媽以為她只是害怕陌生人的碰觸，但媽媽還發現小華和別的小女孩不一樣，

在家裡不喜歡洗頭、洗臉，也不喜歡梳或剪頭髮，尤其害怕去像捷運站、百貨公司人多的地方。而在幼稚園中，小華很排斥小朋友最愛的沙坑遊戲和剪貼活動，對於團體遊戲更是能免則免。老師也發現她有容易分心及情緒不穩定之現象，只要小朋友一碰到她，她就會生氣的哭鬧。經過職能治療師的評估後，才發現小華有「觸覺防禦」的現象，而這也是最常被觀察到的感覺調節異常之類型。

我們對觸覺刺激會有不同的反應，有的人讓人輕輕搔癢便笑個不停、有的人不喜歡絨毛的玩具，而我們都會對衣服上的標籤感到不太舒服，而這些對一般性觸覺刺激不同程度的反應，只要不影響到我們的日常生活和人際關係，就沒有什麼關係。但是有一群孩子，就跟小華一樣，他們對平常的觸覺有過度敏感的情形，影響了他們的日常生活（不喜歡基本的盥洗）和人際關係（逃避團體活動的情境），就必須做特別的處理。

記得我們在觸覺系統中介紹的脊柱內側丘徑系統和前側系統嗎？雖然我們提到這兩個系統各有不同的功能，但事實上艾爾斯博士認為它們的功能並非是一分為二，這兩個系統的互動會產生適當的訊號，告訴小朋友是否需要對該觸覺刺激產生保護性的反應（和前側系統有關），或是要好好地分辨觸覺刺激的本質（和脊柱內側丘徑系統有關），而兩個系統之間失衡時，前側系統可能會過度活躍，會對一般性觸覺產生防禦、出現逃離的反應，這可能就是觸覺防禦的成因。

艾爾斯博士特別提到了「閘門理論」（*Melzack & Wall, 1965*），她認為我們的脊髓中有「閘門細胞」，可以阻絕輸入大腦的感覺刺激。而這些「閘門細胞」會受到不同的觸覺刺激和大腦皮質的影響。輕觸覺（例如用羽毛劃過臉部）還有痛覺會抑制這些閘門細胞，因此感覺刺激會毫無阻擋地傳至大腦而引起不舒服的防禦感覺；而深度的觸壓覺（例如手用力擠壓一個小皮球）則會活化這些「閘門細胞」，以阻擋那些會引起防禦反應的感覺刺激傳送至大腦。而大腦皮質對閘門細胞的影響，也可以用來解釋為何觸覺防禦的孩子為何有不愉快的觸覺經驗，或是感到心情

不好時，防禦的行為會更加明顯，因為其閘門細胞會被抑制。而正因為注意力、焦慮程度、期待值還有其他感覺系統的輸入都會影響到閘門的開關與否，為觸覺防禦的孩子設計介入活動時，不單單是要降低他對觸覺過度敏感的現象，更要注意氣氛的營造。

　　不過，近期的學者則認為觸覺防禦和觸覺分辨不佳常常是單獨存在的，兩者沒有因果關係（*Fisher & Dunn, 1983*），因此脊柱內側丘徑系統和前側系統的互動無法完整的解釋觸覺防禦的成因。事實上，許多的神經途徑會影響這兩個神經系統，所以觸覺防禦的成因會比我們想像中複雜多了；而「閘門細胞」目前也沒有足夠的科學證據，大家還是傾向認為觸覺防禦是因為中樞神經系統的控制能力不佳，造成孩子會過度注意一些無關緊要的觸覺刺激，而呈現出分心或好動的情形。例如當我們上課時，我們的手臂會不斷碰觸到桌面、書本、兩邊的同學等，對大多數的孩子來說，根本不會去注意這些觸覺刺激（因為中樞神經系統已經先把它「篩」掉了）；但是，對於觸覺防禦的孩子來說，他的中樞神經系統無法去抑制這些小得不能再小的感覺刺激，所以他常要分神去注意這些觸覺刺激，而且對這些孩子來說，最困擾的是：那些帶給他們無比壓力的活動，為什麼別的小朋友可以玩得那麼快樂，而大家為什麼都不瞭解他的感受？這些因觸覺防禦所造成的續發性問題，不但會干擾學習，還會阻礙他日後與他人親密關係的介入（*Scardina, 1986*）與正常心理社會功能的發展。

　　觸覺防禦的孩子經常出現的行為特徵為：

1. 對衣服的材質很挑剔，有些孩子是儘量避免特定的質料，例如毛線或是較粗糙的材質；有些孩子不喜歡毛襪或是穿著套頭毛衣；但是有另一群孩子對某些特定的質料非常熱愛，有些孩子即使天氣很熱還是喜歡穿著長袖、長褲。

2. 很不喜歡赤腳走路，尤其是走在沙堆中或石子路上；也不喜歡任何要用到腳的活動。

3. 對非預期性的碰觸很排斥，尤其是對臉部、肚子、手心和腳掌心

的碰觸，所以要觸摸他之前最好先做預告，或是由他自己來主導觸覺刺激的給予。

4. 很不喜歡排隊，非不得已需排隊時，總是排在隊伍的最後方，以避免碰到別人。

5. 喜歡自己一個人玩，不喜歡和別人一起活動，所以常常會被誤認為孤僻、不合群。

6. 不喜歡被成人或是其他的小朋友擁抱，有些孩子被人家觸碰之後，會用力去抓或搓揉那個地方。

7. 討厭看牙醫（雖然所有的小朋友都不喜歡看牙醫，但觸覺防禦的孩子情緒反應會非常激烈）。

8. 避免日常生活活動，例如淋浴、洗澡、剪指甲、洗臉、梳頭髮及剪頭髮。

9. 討厭會讓他「變髒」的活動，例如剪貼、沙畫、手指畫、黏土，甚而是玩水。

10. 會對各種類型的觸覺刺激有過度的情緒反應。

11. 會想要去碰觸別人，但是不喜歡他們的「回碰」。

12. 不喜歡別人從他的後方出現，觸覺防禦的孩子特別害怕來源不明的觸覺刺激。

13. 情緒波動很大，人際關係較差。

14. 看到人群會害怕，尤其當別人靠近的時候會覺得很有壓力。

　　看了以上的檢核項目，我們可能會覺得自己也有觸覺防禦的問題，但是就如我們前面所說的，這些問題只要不會影響到我們的日常生活作息和人際關係，就不用太在意。而面對觸覺防禦障礙的孩子，爸媽和老師需要多一點耐心去瞭解他們的特性，幫助他們克服害羞、分心及敏感的情形，這會比單單處理觸覺防禦的問題更重要。

二　前庭 ─ 本體感覺調節異常

　　小明是一個健康的三年級學生，在學校的成績屬於中上程度，但是媽媽發現他在動作的表現上有點怪怪的，幼稚園中班的妹妹已經可以安穩的走在花圃的邊欄，但是小明走上去的姿勢總是看起來有些笨拙，並一再摔倒。而學習直排輪的時候，因為他的耐力不佳且協調度不好，也讓他充滿了無比的挫折感，更不用說盡情參與大家都喜歡的躲避球等活動了。而媽媽發現他在一些簡單的活動上也有困難，例如上下樓梯比較緩慢，看起來好像腳不知道要放在哪裡的感覺；學習簡單的舞步時，手腳不自然的擺位讓他看起來好像機器人在跳舞。經過職能治療師的評估之後，發現他有前庭 ─ 本體感覺調節異常的問題。

(一) 前庭 ─ 本體功能的影響

　　在第 2 章，我們已詳細介紹過前庭系統的功能，在這裡，我們要看一下前庭系統處理異常可能會造成的問題有哪些，雖然我們是以討論前庭系統為主，但前庭和本體系統之間的關係其實是密不可分的。

1. 對平衡的影響

　　前庭系統可以幫助孩子在進行任何動作時都能保持平衡，尤其是當活動的難度越高時（例如登山時）就需要前庭系統提供更正確的訊息。而孩子在不同活動當中保持平衡的方法有三種：(1) 近端關節穩定度（proximal joint stability）：所謂的近端關節指的就是靠近我們身體的大關節，例如頸關節、肩關節和髖關節等，近端關節（肩關節）的穩定度是遠端肢體（手指）動作的基礎，想像一下，當你的肩膀晃來晃去的時候，你是沒有辦法好好寫字的。而感覺統合異常的孩子常出現近端關節穩定度不佳的情形，所以蹲的時候很容易跌倒，或是進行需要近端關節穩定度的活動（例如吊單槓）會有困難；(2) 背景姿勢（postural background movement）：看過王建民投球嗎？他在準備投球的時候，

會將身體的姿勢擺在一個最適宜的位置，幫助他可以投出一個又遠又快的下沈球。事實上，這些姿勢的調整是自然發生的，王建民只需要把全部的注意力集中在球上就可以。而對於那些需要快速動作的活動（例如NBA籃球），這種背景姿勢的變換和調整就更重要。有感覺統合異常的孩子，不懂得去調整他的背景姿勢，所以不管進行什麼樣的活動，他的姿勢就是「以不變應萬變」，看起來會覺得很僵硬、不自然；(3) 保護性伸展動作（protective extension）：維持平衡需先避免跌倒，當孩子即將跌倒的時候，來自前庭系統的訊息會警告他趕快把手伸出去保護自己以避免危險，感覺統合異常的孩子因為缺乏這種反應，常常會跌倒而撞倒頭、臉。而另一個受大腦皮質控制的平衡反應（equilibrium）則是用來協助孩子在快跌倒時重新恢復位置，但當刺激是突然、非預期的（例如突然推孩子一把），還是會以保護性伸展動作為主。

2. 對姿勢動作的影響

前庭神經核和大腦－脊髓路徑會同時傳送訊息到我們的骨骼肌肉系統，大腦－脊髓路徑主要負責自主性的肌肉活動（例如告訴我們自己要用多少力氣），而前庭系統主要是和非自主（潛意識）的動作控制有關。前庭系統持續地釋放訊息，讓孩子的「抗重心肌肉群」（包括站立、伸直身軀等肌肉群）保持收縮，就可以使孩子「不知不覺」就維持頭部和身體的直立，一旦這個系統異常，孩子就會常常彎腰駝背、趴在桌上，給人一種懶洋洋的錯覺。

而本體系統則不斷傳遞回饋訊息給前庭神經核及小腦，而傳到前庭核的動作回饋可以幫助孩子更正確地處理前庭刺激，所以我們在治療的時候，也會使用充滿本體感覺的活動來調節孩子的前庭活動。而傳送到小腦的訊息如果沒有被好好處理，孩子會出現平衡感和協調性不佳的問題。

3. 對空間感的影響

前庭、本體和視覺皮質「三重奏」可以將正確的空間感覺傳遞到我們的大腦，以引導骨骼肌肉系統進行正確的動作，因此孩子可以學習正確的拼貼、摺紙，正確的在紙上畫圖寫字，長大後也可以具備相當的認路能力。所以感覺統合異常的孩子會害怕需要判斷空間的活動（例如投球），當媽媽問他該怎麼走到某一個地方時，他不知如何引導別人。此外，這樣的孩子無法判斷人與人之間的適當空間，所以常常會撞到別人或是跟別人靠得太近。

4. 對情緒和行為的影響

適當的前庭刺激會傳送到大腦的邊緣系統以產生適當的情緒，那麼多人可以克服雲霄飛車的恐懼而一再搭乘，是因為那種前庭刺激帶來快樂的感覺；而一些智能障礙或是缺乏適當感覺刺激輸入的孩子，常會出現過度的身體搖晃，可見他們是多麼需要前庭刺激。前庭感覺調節異常的孩子會出現焦慮、不滿足及缺乏自信的狀況。

(二) 前庭系統過度反應

跟觸覺防禦一樣，有些孩子對前庭刺激會產生過度敏感的現象，雖然艾爾斯博士認為對前庭刺激過度敏感的孩子，會出現旋轉後眼球震顫過長的現象，但記住，旋轉後眼球震顫時間的長短並不能拿來當作判斷前庭系統功能的唯一準則；而有前庭系統異常的孩子，還是可能有正常的旋轉後眼球震顫。而前庭系統反應過度可分為：

1. 重力不安全症（gravitational insecurity）

我們時時刻刻都跟重力產生互動，自嬰兒時期開始，孩子便花費大部分的時間來學習如何對抗重力，例如把頭抬起來、翻身、坐起到站立行走。孩子藉由對重力的瞭解及共處可以幫助他進行所有的活動，而

這種來自重力的安全感是所有情緒行為發展的基礎，艾爾斯博士甚至認為我們和重力的關係比親子之間的依附關係更重要（*Ayres, 1979*）。而重力不安全症指的就是孩子對來自耳石器官（橢圓囊和球囊）的前庭覺訊息（都是與重力、直線運動有關）會過度敏感（*Fisher, 1991*），再加上本體感覺的缺失（*Ayres, 1979*），因此孩子會很害怕姿勢的改變，並且對一點點的高度就有畏懼的感覺。而有重力不安全症的孩子通常也有不佳的身體概念（body scheme），所以他們常常會誤判身體在空間中的關係，所以常感覺自己「快跌倒了」、「快摔下去了」。

　　有重力不安全症的孩子對於搭乘電梯或手扶梯有過度的恐懼、害怕攀爬的遊戲、玩遊樂器材時腳都不敢抬離地面（只有腳踏實地，才能給他最穩定的感覺），有些孩子會對兩個不同平面之間的移動感到異常恐懼，例如不敢從車子跨步到地面；有些則會出現抗拒身體或頭部姿勢的改變，尤其是往後或是往上的姿勢。久而久之，因為害怕姿勢的改變，這些孩子的動作會越來越緩慢，而他們也會排斥大多數肢體動作，進而影響他們的粗大動作功能。而當他們長大的時候，因為不敢從事騎車、溜直排輪、游泳等活動，會限制他們探索環境的機會和與同儕互動的機會。

　　而家長必須仔細去區辨重力不安全症（gravitational insecurity）和姿勢不安全症（postural insecurity），有些孩子雖然也會像重力不安全症的孩子一樣，做任何的動作都是緩慢而過分小心，但是他們卻很喜歡各樣的前庭刺激。那麼，他的那些對姿勢動作變化的恐懼可能是來自於他缺乏適當的動作技巧（例如腦性麻痺的孩子），而非前庭過度敏感所致，但這兩種情形也有可能會同時存在。

2. 對動作之嫌惡反應（aversive to movement）

　　孩子會對一般的動作感到很排斥、恐懼，例如只是轉一圈，就會讓孩子出現臉色蒼白、冒汗等現象，曾經有個孩子對我描述那種感覺：「好像手和腳都不是自己的，跟做惡夢時想逃、但逃不動的感覺好

像」，有些孩子甚至會在活動結束很久以後才出現這些反應。它的原因就是孩子會對來自半規管的前庭覺訊息（都是與旋轉、加減速度有關）過度敏感，或是無法解決前庭－本體－視覺訊息之間的衝突，造成孩子會害怕參與大部分的動作。所以重力不安全症和對動作有嫌惡反應的孩子常常會被同學嘲笑「膽小鬼」而自尊低落。而這些孩子為了避免這些不舒服的感覺刺激，往往會去操縱大人或環境（over-manipulative），例如會去主導該進行什麼樣的活動，或是不聽大人的指示，常常會給別人很難搞的感覺；而有些孩子會過度誇大自己的能力以避免這些感覺刺激，例如，為了避免跳繩，他會說：「這些太簡單了，我早就會做了。」家長和老師若能洞察他的內心，並瞭解他的感覺統合異常所在，就可以協助他和這些前庭刺激和平共處。

(三) 大腦分化 (hemispheric lateralization) 不佳

我們的左右大腦功能非常複雜，但是會分工合作以更有效率地處理訊息。簡單的說，左腦是語言與邏輯性的思考模式，主掌分析、理論等理性活動；右腦則是圖像式的思考，主掌想像、直覺、空間辨識等感性活動。除此之外，大腦還有一些特化的區域（如語言區）會掌管特定的功能，一些腦神經科學家也證實男生和女生在大腦構造的差異，因此需要採用不同的養育方式。而大腦分化不佳的孩子便無法利用這種自然的機制去有效地處理訊息，例如左右大腦會同時去處理語言訊息，但都不是處理得很好。大腦分化不佳最常見的症狀便是沒有發展出慣用手，一般我們對慣用手的定義就是孩子對同一個活動會持續使用同一邊手（舉例來說，若一個孩子固定以右手進行大部分的活動，但是需要用力的動作則會以左手進行，我們也認為已建立慣用手），而慣用手約在四、五歲之前便會確定，但是左右大腦分化的孩子常會出現左右開弓的現象，好像兩手都可以寫字，但其實寫得都不好。此外，大腦分化不佳的孩子會缺乏跨越身體中線（crossing the midline）的能力，當孩子畫圖時，身體左側的圖案就用左手畫、身體右側的圖案就用右手畫。因

此，會造成這些孩子在進行需要身體兩邊協調的活動時有莫大的困難。

　　前庭－本體感覺調節異常會出現的行為：

1. 會特別害怕一般性的動作，例如上、下樓梯、鞦韆、滑行，或是一般的遊戲器材（一般的孩子是多麼的熱愛這些活動）。而有些孩子會過度喜歡騎乘某些遊樂設施（如搖搖馬）。
2. 平衡感不佳，並且會避免那些需要平衡感的活動，例如走在平衡木或是不穩的平面上，而這時若大人從旁協助，會發現孩子很用力的抓著你。
3. 非常喜歡快速旋轉的活動，並樂此不疲；或是會經常搖動、轉動自己的身體（尤其是當孩子有壓力時，身體會搖動得更明顯）。
4. 特別喜歡推、拉、舉重及跳躍的動作。
5. 坐的時候，常常會從椅子上跌落。
6. 摔倒的時候，不會撐著去保護自己。
7. 跟一般的孩子相較，孩子會有不正常的暈眩感（過度暈眩或是完全無暈眩感）。
8. 特別喜歡需要倒立動作的活動，例如翻跟斗。
9. 當孩子頭的位置未保持直立（例如向後傾），他會覺得很不舒服。
10. 小嬰兒會很不喜歡被大人搖晃或上下動的感覺。
11. 力量控制不佳，例如常常會把東西握得太緊或不夠用力，有的孩子會有「咬緊牙關」的表現。
12. 無法正確判斷完成一個活動需要的距離，例如要跨過門檻時腳舉得不夠高。
13. 總是用力過猛，例如大力關門、走路很用力，或是寫字折斷鉛筆等。
14. 常常會撞倒桌椅或別人。
15. 看起來特別的虛弱無力。

16. 會特別喜歡咬一些不能吃的東西，如毯子、玩具等。

17. 對姿勢的學習有困難，例如無法學習以正確的姿勢發球，所以在體育課的表現較差。

18. 會特別排斥需要對抗地心引力的活動或姿勢，所以可以躺就不會坐、可以坐就不會站，例如趴著的時候，把頭抬離地面。

19. 大致上的學習沒有問題，但寫字可能會有左右顛倒的情形。

20. 挫折忍受度低，可能會出現情緒、行為之問題。

21. 在家裡不會喜歡爬上爬下，但是很喜歡搬動家具。

22. 過度畏懼跌倒。

三　感覺系統反應不足 (underresponsiveness)

　　小和是一個幼稚園大班的孩子，他似乎是一個裝了勁量電池的小孩，整天總是不停的動來動去。幼稚園的老師發現他特別喜歡旋轉的動作，尤其是一些快速旋轉的遊樂器材，一般的孩子大概轉了一兩圈就不太舒服，但是他可以一而再、再而三的旋轉；甚至下雨天無法到戶外使用遊戲器材時，他在教室內也會自己一直轉圈子，或是坐在老師的旋轉辦公椅上轉個不停。最令爸媽困擾的是他似乎沒有危險意識，越危險的活動他就越喜歡，經過評估之後，發現小和原來有感覺系統反應不足之問題。

　　我們一直提到，感覺刺激就是大腦的食物，但是對於一些孩子來說，他們的大腦不管吃再多的食物，好像都沒有飽的感覺，這類的孩子有可能是因為感覺系統反應不足。而在前兩節所提到的觸覺防禦、重力不安全症及對動作有嫌惡反應，則是感覺系統過度反應的情形，而過與不及都會影響到孩子的功能。

　　大腦登錄感覺刺激之後、便會對該感覺刺激做適當的處理，而學者 Dunn (1997, 2001) 提出了一個感覺處理的模式如表 3-1 所示。

表 3-1　感覺刺激處理模式

感覺反應／調節模式		
閾值／反應度	被動	主動
高	感覺登錄較差（low registration） • 孩子的感覺閾值較高，因此需要大量的感覺刺激才能引發孩子的注意。	尋求感覺刺激的行為 （sensory seeking） • 孩子有較高的感覺閾值，且會主動尋求大量的感覺刺激。
低	感覺系統過度敏感 （sensory sensitivity） • 孩子的感覺閾值低，會對輕微的感覺刺激產生過度的反應。	避免感覺刺激行為 （sensory avoiding） • 孩子的感覺閾值低，會對輕微的感覺刺激主動產生逃避反應。

資料來源：Dunn, W. W.（1999）. *Sensory Profile: User's manual.* San Antonio, TX: Psychological Corporation.

　　而前庭系統反應度不足的孩子，就可能會像小和一樣出現尋求感覺刺激的行為，他們會瘋狂的喜愛所有刺激的活動與器材，而且完全都不會產生暈眩的感覺，有些孩子不會出現旋轉後眼球震顫（一般孩子只要轉個幾圈便會出現）。所以，他們在日常生活中的表現就是動個不停（通常是無目的的動作，但注意力不見得會缺損）且很愛冒險。有些孩子則是會尋求大量的本體刺激，喜歡推拉重物、跟別人擠來擠去、大聲踱步或是用力丟球，這些孩子也比較不容易察覺並糾正自己的身體姿勢。然而必須注意的是，有些孩子會尋求大量的本體刺激是因為他有觸覺防禦或是重力不安全症的現象，他們需要大量的本體刺激來安撫自己；而觸覺系統反應不足的孩子，則喜歡做大量的觸覺探索，或是尋求他人的擁抱等。而上述行為都可能造成行為及人際關係的問題。

　　我們在本章的前三節都著墨在前庭、本體和觸覺系統的問題，但事實上，其他的感覺系統也會出現調節異常的問題（*McIntosh et al, 1999*），例如有些孩子會對聲音、影像、味道或是口感有異常的反應。筆者有一

個特別的經驗，有一位我曾治療的孩子，會對教室中同學鉛筆寫在紙上的沙沙聲感到非常不舒服與焦慮，而影響了他在學校中的學習。感覺系統調節異常會影響孩子的情緒張力（emotional tone），情緒張力過高會引起孩子過動的情形，而情緒張力過低則會看起來沮喪、悶悶不樂。其他感覺系統調節異常出現的行為包括：

1. 會將所有可以吃、不可以吃的東西都塞到嘴裡，包括無法分辨食物是否已腐敗。

2. 雖然已是小學或中學年齡了，但還是喜歡吃爛爛的嬰兒食物。

3. 拒絕吃特殊口感的食物。有些孩子會排斥青菜的纖維、有的孩子會排斥布丁的滑嫩，總之，他們挑選食物的標準不是取決於口味、而是口感，會造成他們在進食及營養攝取上的困難。

4. 不喜歡刷牙、看牙醫，排斥將任何東西放在嘴巴中。

5. 常用力的咀嚼東西。

6. 會咬一些不可吃的東西，例如毯子和衣服等。

7. 對氣味很不敏感，有時會造成危險，例如聞不到外洩的瓦斯味。嗅覺是唯一和大腦的邊緣系統直接連接的感覺系統，所以會傳遞有力的訊息，例如藉由煙味告訴我們可能著火了，這對孩子來說是很重要的保護機制。

8. 對臭味很敏感，甚至會想嘔吐；連對有香味的物品（例如香皂、麵包）都覺得反感。

9. 即使是突然的大聲音、也不會特別注意或是有嚇到的反應。

10. 很容易被一點點聲音嚇到，或是感到不舒服；會持續過度地注意環境中不重要的聲音。

11. 視力正常下，對視野中影像的改變沒有反應（包括影像的動作和顏色）。

12. 會過度注意已熟悉的視覺影像。自閉症兒童經常會出現此項行為，一般我們會對視覺刺激習慣化（habituation），這可以幫助我們有效學習，例如閱讀的時候可以快速看學過的字，然而對於

這些孩子來說，每個字都好像是剛學一樣，都需要花很多時間去注視。

13. 排斥特定的視覺刺激，例如陽光、人群或是多種顏色的物體。

總之，不管是感覺系統反應不足或是過度（要注意，有時孩子會同時具有這兩種狀況，例如在某一個感覺系統反應不足，而在另一個感覺系統反應過度），都有可能是由外在因素和內在因素所造成（*Miller et al, 2001*）。外在的因素包括孩子所處的文化、環境、活動的本身，以及孩子與這些外在因素的關係；而內在因素則包括孩子的注意力、情緒和感覺能力。而這些內在因素和外在因素會有多方互動，這可以讓我們能多方位地去評估且設計治療介入的活動。

四　感覺系統分辨與知覺（sensory discrimination and perception）問題

小真是小學四年級的學生，她天性愉悅，在家裡更是媽媽得力的小幫手，但是令媽媽困擾的是小真在學習上遇到的問題，尤其是在小學三年級開始學英文之後，這樣的問題更明顯，包括閱讀的時候無法分辨「b」和「d」、「q」和「p」，而在聽字音的時候則無法分辨〔b〕、〔d〕、〔t〕不同之發音，讓她非常畏懼上英文課。經過評估之後，才發現她有視覺系統與聽覺系統分辨與知覺異常的問題。

當孩子接受到感覺訊息的時候，不同的感覺系統會進一步做分辨與察覺，讓孩子可以更有效的去處理及組織這些感覺訊息，例如孩子不用眼睛看，光靠觸覺就可以分辨出手裡的積木是什麼形狀。有感覺分辨與知覺問題的孩子不見得會有感覺調節異常的問題；但相對的，有感覺調節異常問題的孩子常會合併出現感覺分辨與知覺異常。舉例來說，感覺防禦的孩子常常會把過多的精力放在避免所有的感覺刺激上面，因此會減少他們接觸及處理感覺刺激的機會；且另一方面，因為他們必須全面性的去注意所有的感覺刺激，這種「見林不見樹」的特性會讓他們無法去分辨感覺刺激的特徵與細節。專業人員有許多方式可以用來評估兒

童不同感覺系統的分辨及知覺問題，但本體系統的分辨與知覺問題是較難評估的。

(一) 視覺分辨與知覺問題

　　良好的視知覺能力對於孩子的學習、精細動作和進行積木等活動非常重要，尤其是孩子必須具備空間定位（知道字形的上下左右）、分辨背景物（例如可以從雜亂的抽屜裡面找到鉛筆）與視覺完型（當橡皮擦被作業簿遮住一角時，仍能分辨那是橡皮擦）的能力。感覺統合異常的孩子常會伴隨出現視知覺問題（*Ayres, Mailloux, & Wendler, 1987*），但並非所有視覺分辨與知覺問題都是因為感覺統合失常所造成的，因此，為一個有視覺分辨與知覺問題的孩子設計介入活動時，必須仔細考量問題的來源為何。我們在第5章會談談因為感覺統合異常所造成的視知覺問題。

(二) 觸覺分辨與知覺問題

　　觸覺在孩子嬰兒期及幼兒期的學習非常重要，尤其孩子會透過手部和口腔的觸覺去探索物品，如果無法正確利用觸覺去探索，孩子將無法進行簡單的穿線、玩彈珠等需要手部操作技巧的活動；也無法去定位及分辨觸覺的來源及本質；更無法在沒有視覺線索幫助下進行手部的動作。而不正確的觸知覺會提供大腦錯誤的回饋訊息，以至於無法引導適當的動作，例如寫字或拿湯匙吃飯。觸知覺的問題也是最常見的感覺統合失常問題，當孩子同時出現觸知覺與觸覺防禦的問題時，孩子的精細動作功能會受到嚴重的干擾；而當孩子出現觸覺分辨與知覺的問題時，他會用代償的策略去彌補，例如扣釦子時會不斷以視覺去輔佐，這會使得他的每個動作都變得很慢，影響他進行較複雜的活動。

　　感覺統合異常的孩子會同時出現觸知覺與視知覺的問題，因此會干擾他們進行需要手眼協調的活動，例如畫圖或是丟接球。而根據艾爾斯博士的研究結果，她更假設觸知覺問題和孩子建立正確身體概念有關（*Ayres, Mailloux, & Wendler, 1987; Mulligan, 1998*），而正確的身體概念是孩子

發展動作計畫能力的基礎。

(三) 本體覺分辨與知覺問題

　　雖然這是一個很難評估的領域，但是許多研究者都提出孩子會有處理本體覺的問題。當孩子在本體覺的分辨和知覺出現問題時，首先就會反映在他的姿勢上，所以他的姿勢看起來就是比較笨拙、不協調或和別的孩子不一樣。而當孩子無法正確察覺他們的身體姿勢時，他們會傾向尋求過度的本體刺激來提供大腦更多關於身體姿勢的回饋，例如跨步時腳抬得很高。而這些孩子也如同觸覺分辨與知覺異常的孩子一樣，會過度依賴視覺或口語來提示自己，例如不斷對自己說話，會讓他在團體之中看起來就是有點怪怪的，而影響他的社交生活。

(四) 其他的知覺問題

　　有前庭－本體問題異常的孩子可能會因為無法整合前庭－本體－視覺的訊息，造成對動作的分辨與知覺異常，而有些孩子則是會出現聽覺刺激分辨和知覺異常的問題。

　　感覺系統分辨與知覺問題之行為：
1. 所有的動作都較緩慢。
2. 需要靠手部去操作的活動都做得不好，尤其是雙手協調的動作有困難，例如一手拿紙、一手剪紙。
3. 姿勢看起來較笨拙。
4. 和別人無法保持適當的距離。
5. 常會損害物品或撞倒別人，造成人際關係不佳。
6. 常常找不到東西。
7. 上下左右區辨有問題，寫字常會顛倒。
8. 語言發展異常。
9. 學習運動項目較困難。

10.進行活動時，會以很多的口語做自我提示。

五　感覺統合異常之影響

　　我們在本章及接續下來的幾章中，都會看到各種感覺統合異常的類型，以及他們對孩子的生活所造成的巨大影響。對於我們來說，如何治療這些孩子的感覺統合異常固然很重要，但是更重要的是如何去瞭解孩子的狀況，與他一起發展出一套因應這些感覺統合異常的策略，也就是在積極的介入之後，要如何與感覺統合異常和平共處，因為即使是輕微的感覺統合異常，也可能嚴重影響孩子的生活。在這裡，我們來談談感覺統合異常可能造成的負向影響。

(一) 感覺統合異常會妨礙孩子的動作技巧與認知發展

　　這就好像不能主動去進食或是很挑食的孩子常常會長不高一樣，舉個最簡單的例子，觸覺防禦的孩子因為不喜歡接觸不同的觸覺刺激，而減少以手部去探索的機會，長久下來，他的手部功能技巧會受到負向影響；連帶的，與手部功能相關的技巧，例如上肢和身體的穩定度、上肢的肌肉力量、動作計畫能力、所有手眼協調的活動，甚至是認知能力都會和其他同齡的孩子出現明顯的落差。

(二) 感覺統合異常會妨礙孩子的社會互動

　　所謂「志同道合」，我們常常會藉著共同參與活動與他人建立友誼，尤其孩子在進入學校之後，與同儕的互動及來自同儕的認同會益形重要，孩子回家後常常會分享他在學校中和同學一起做了什麼，逐漸的會花更多的時間和朋友在一起。而感覺統合異常的孩子可能因為逃避特定的感覺刺激，而無法跟同學在一起從事大部分的活動，尤其是很多的體能活動，例如從最簡單的跳高、跳房子（這幾乎是所有孩子共有的童年回憶）到運動項目，這些都會影響他在溝通技巧與社會技巧的發展。

㈢ 感覺統合異常會影響孩子的心理社會功能

　　幾乎每一個來接受感覺統合治療的孩子，之前都有一段不被眾人瞭解的辛酸史，因為家長和老師常常無法預測這些孩子的行為反應，他們的感覺統合異常在大部分人的眼裡看來就是故意作怪、難搞、不合作等行為問題，而常受到不合理的責罰。而孩子隨著年齡漸大，看到同伴不費吹灰之力就可以從事那些對他來說萬分困擾的活動，他會慢慢的充滿挫折感，並獲得一種無助感（learned helplessness），孩子會喪失自信並自我孤立，常常會覺得有不隸屬於團體的落寞感。

　　而如果孩子周圍的人能對感覺統合異常有多一點的瞭解，就可以大大減少感覺統合所帶來的負向衝擊。例如老師若能知道孩子的「行為問題」是其來有自（由感覺統合異常問題造成），就可以更客觀的去看待孩子一些「不乖」的行為；老師若能跟班上其他同學們解釋孩子的狀況，也有助於同儕對他的瞭解與接納。閩南語有一句俗諺說：「知道個性，就好在一起」，當我們瞭解這群孩子之後，也能想想該以什麼樣的方式來跟他們相處。

第四章 感覺統合功能異常篇 II

運用能力障礙

汪宜霈

一　什麼是運用能力

運用能力「Praxis」，在希臘文的意思便是「基於意志的實際行動」，也就是孩子可以計畫並順序性完成**不熟悉（或新的）**動作之能力。孩子的運用能力是內建的，讓我們可以面對環境中不同的挑戰，且完成特定的活動目標，這種能力可以讓我們決定應該將注意力放在什麼地方、如何去安排事情的先後順序、如何去設定短期及長期目標以及進行的方式；這種能力也可以幫助我們監控自己的情緒和想法，讓我們工作得更有效率。舉例來說，當我們在準備考試的時候，我們會先擬定所謂的「作戰計畫」安排我們的讀書時間及內容，並且會暫時摒除想看電視或出去玩的念頭，以應付環境中最及時的挑戰──「考試」。換句話說，運用能力就包括對某一個活動，從構思（ideation）、計畫（planning）、執行（execution）到結束（termination）的過程；而其中最重要的便是動作計畫的能力（motor planning）。而孩子要有好的動作計畫之前，必須要清楚的去瞭解物體的特性以及具備足夠的動機。

而運用能力包括的內容很廣泛，學者 Dawson 和 Guare（*2004*）曾提出和運用能力有關的行為調節技巧：

1. 計畫能力（planning）：為將進行的活動畫一張藍圖的能力，包括可以決定什麼是重要、需先做的，而什麼是不重要的。

→ 孩子將去採買物品，決定先到文具行買開學需要的文具和書本、再到大賣場買便當袋和水壺，而遊戲光碟不是此次採買的重點。

2. 組織能力（organization）：可以根據外在環境和內在能力去安排活動的內容。

→ 文具行在較遠的地方，步行有些困難，先搭捷運去，回來後再到離家很近的大賣場，再走路回家。

3. 時間管理能力（time management）：可以去評估有多少時間、該如何做時間的配置，並如何在時間內完成。

➡ 下午要上英文課，必須要在中午之前回來，所以在文具行不可
逗留過久，以免錯過 10 點半的捷運。

4. 活動起始（task initiation）：可以在合理時間內，及時並毫無遲
疑的開始做動作。

➡ 準備一下就可以出門了。

5. 工作記憶（working memory）：當我們在進行複雜的活動時，可
以暫存在腦海中幫助我們進行活動的就稱為工作記憶；它也包括
孩子是否會提取過去的經驗及對未來問題的解決能力。

➡ 把要買的東西記在心裡，以前曾買過類似的文具不太好用，看
看是不是有新的產品。

6. 反應抑制（response inhibition）：孩子具有「做之前先想一想的
能力」，如果可以克制進行一些無關緊要的活動，會讓孩子的活
動進行得更有效率。

➡ 捷運站旁就有 3C 產品店，是不是要先進去看一下遊戲光
碟？……算了，這樣會來不及買東西。

7. 調整性（flexibility）：當活動進行過程中遇到挫折、錯誤或是有
新的訊息，可以隨時改變計畫。

➡ 有一間文具店週年慶，文具全面八折，今天到這間去買好了。

8. 自我情緒調節（self-regulation of effect）：情緒的管理能力可以
幫助孩子在活動進行過程中克服對活動進行有負向影響的情緒
（例如：挫折感）。

➡ 東西好重、好累，真不想走回家……，沒關係、回家就可以
吹冷氣了。

9. 持續力（task-persistence）：可以幫助孩子達成活動最終目標。

➡ 加油！終於完成目標了。

10. 後設認知（metacognition）：孩子在進行活動之後，會回頭「鳥
瞰」自己的狀況，看看自己做得好不好，或是以什麼方式完成活
動的。

➔ 今天大致上有按照原訂計畫完成，但是在文具店還是待得太
久，回家有點晚了；下次也許可以騎車去。

　　而在感覺統合理論中，除了上述的技巧之外，艾爾斯博士認為身
體形象和兒童的運用能力息息相關；孩子可以將從身體來的感覺訊息
輸入大腦，形成一個很清楚的身體基模（body scheme，也就是身體的
地圖），這些主要是靠分辨性的觸覺、本體覺和前庭感覺共同建立起來
的。而孩子的大腦可以根據這些地圖在空間中移動並使用他的身體，而
使用身體的特定部分去進行特定動作的記憶就會不斷地被儲存在大腦
記憶當中，越豐富的感覺動作經驗就會讓這份身體地圖更完整、正確。
而當大腦在計畫動作的時候，便會參考這份身體地圖，就像我們會使用
GPS 來引導旅行一樣，GPS 越精確，我們越能盡快熟悉陌生的地方；
因此身體的地圖越正確，孩子就越能進行新的、不熟悉的動作。而這份
地圖不只告訴我們身體的位置和動作，它包括大大小小和身體部位有關
的訊息，例如身體部位和空間的相對關係、物體特性、重力，以及用力
的大小。因此缺乏正確身體形象的孩子，他的身體就像在茫茫大海中失
去指引的船隻一樣，不知該往哪裡航行，或是以什麼樣的速度航行。而
如同我們每天開車回家，回家的路徑早在我們的腦海當中，油門一踩就
自然開回家了，完全不需要用到 GPS 一樣，良好的感覺統合能力可以
幫助孩子自然而然的使用身體地圖，自動化的去完成許多活動，這會讓
他在日常生活及學習上更加地有效率。
　　運用能力在每個階段都可能出現發展異常的狀況，每個階段的運
用能力正常與異常發展的狀況，可分成以下幾個階段來說明：

(一) 學齡前期

　　一般的兒童在學齡前可以進行簡單的例行工作，例如將杯子放在
固定的地方或是幫媽媽跑腿拿東西；也會克制自己去進行一些危險性
的動作，例如去碰熱水或是在街上亂跑。有運用能力障礙的孩子在學齡

前大致上都可以按照正常的動作里程碑發展，頂多只是稍慢一些而已，爸媽會認為那是個體的差異，而阿公、阿嬤會認為是「大隻雞慢啼」；再加上現在因少子化，很多家庭中都只生養一個孩子，沒有同儕可供比較，因此在三歲之前，運用能力有障礙的孩子不容易被察覺。而進入幼稚園之後，孩子的問題也越來越多，最明顯的就是生活自理方面較有困難，包括擰毛巾洗臉、穿脫衣服等；另外，在使用學校課堂的材料、設備（例如膠水、剪刀或遊戲器材）上也有困難。但是因為幼稚園的課程內容是非制式的，常常提供孩子不同的選擇，孩子自然會避免較不拿手的活動；而爸媽和老師也會認為上述的問題是因為孩子尚小，因此也不容易確認孩子的問題。

　　學齡前期兒童應具備的運用能力：

- 1 歲：會試著將手裡的東西碰撞在一起發出聲音；打開、再合起來；或是把小的東西放到大的杯子裡面；並會試著去拿較高處的東西。
- 2 歲：會試著自己吃東西或喝水；可以遵從簡單的指令，例如「站起來」。
- 3 歲：會試著自己簡單的穿脫衣服、襪子；可以用叉子吃東西、打開食物的包裝。
- 4 歲：會自己倒水喝、騎三輪車、洗臉、漱口；並試著拿剪刀等工具。
- 5 歲：會試著描繪自己的名字、著色、剪貼；可以穿脫各種類型的衣服；可以講述大概五、六個句子的故事。
- 6 歲：上廁所會自己擦拭屁股；玩球類活動；可以描述上學的路線。

(二) 學齡期

　　這個階段的一般孩子應該可以進行多個步驟的活動，例如採買東西；孩子也會記得把作業或其他東西帶回家或拿到學校，對金錢的使用

也開始有概念；高年級的孩子開始會照顧年幼者、遵守較複雜的學校課程，並會做時間的規劃及安排。此外，孩子在這個階段也逐漸學會遵守規定。我們常常跟有感覺統合障礙孩子的爸媽說，最好能在上小學之前儘早矯治他們的問題，因為孩子進入小學之後，隨著學校活動的要求越來越多（包括在要求的時間完成一定程度的表現），加上孩子再也無法逃避他覺得困難的活動，因此運用能力障礙的問題會益加明顯。

學齡期兒童應具備的運用能力：

- 7 歲：會自己洗澡、綁鞋帶；可以轉述其他人交代的事項；會接聽電話。
- 8 歲：會跳繩；使用迴紋針、長尾夾等工具來整理文件；會幫助老師和爸媽跑腿；會做家事；不會忘記帶東西到學校。
- 9 歲至 10 歲：可以按照摺紙書做出椅子、花朵等造型；生活自理均可以獨力完成；「發生意外」的情形越來越少，例如打翻東西或是割到手。
- 11 歲至 12 歲；在學業上有適當的表現；做事有條理、較不會丟三落四；可以清楚陳述大部分事情的來龍去脈（包括偶像劇的情節）。

運用能力障礙兒童在低年級的時候，孩子仍然以處理生活自理項目的困難為主，每天早上需要花很多的時間在盥洗、穿衣服等例行活動上，因此常常會遲到。對趕著上班的爸媽來說，每天早上都像打了一場混戰，孩子也常被認為是懶惰或不愛上學。而體能活動是孩子學校生活中的重頭戲，有運用能力障礙的孩子，一開始只是在打球、跳繩或是騎腳踏車上較笨拙，但逐漸的在需要規則的體能活動上會有困難（*Szklut et al., 1995*），老師對他的描述通常就是「很不協調」。這些困難常會對這些孩子的自我形象與同儕互動有負面的影響。

而在學校中，一般孩子大約花 30-60% 的時間在從事精細動作的活動、尤其是以寫字為主（*McHale & Cermak, 1992*）。運用能力障礙的孩子因為手眼協調不佳、動作計畫能力不良、形狀空間認知不良、動作順序

困難，或是感覺處理的問題，常會造成他們出現很嚴重的書寫問題，包括寫的字筆畫錯誤、字形的空間排列不當，例如靠得很近、分得很開或難以辨認等。書寫上的問題會使得孩子無法按照學校的要求完成工作，因此會造成他們的成績退步，這也是轉介至職能治療師最主要的原因（*Reisman, 1991*）。我們接著來看看因不同原因造成的書寫問題：

1. 自體感覺處理的問題：孩子在寫字的時候，需要依靠過多的視覺來引導他的動作，因此書寫的速度會比較慢。
2. 動作計畫或是動作記憶的問題：孩子不管是在模仿別人寫字，或是自動化的書寫都會有困難。
3. 肌肉張力、力量、穩定度或是姿勢控制的問題：孩子寫字時容易疲倦，寫字的時候可能會過度用力及抓握筆的姿勢不良。

(三) 青少年期

這個階段一般的孩子可以做較長期的時間或工作規劃，能夠自動完成大部分的工作，孩子也會適當安排自己的休閒時間，並且會避免違法的行為。在兒童時期有運用能力障礙的孩子，青少年期或成年後，仍可能會出現協調不佳的問題，會影響他們參與社會互動、限制他們的休閒及職業能力。

而不管是在哪一個階段發生的運用能力障礙，都會造成他們在情緒及行為上的偏差。在小時候，他們為了避免某些較難的活動，會花很多的時間看別人遊戲。長大之後，他們常常會被同學嘲笑而被排除在遊戲或體育活動之外，造成他們的自尊低落及越來越孤僻。

二　運用能力之理論基礎

我們在第 2 章已詳細討論過神經系統的解剖構造與生理機轉，在這節中，我們要特別來談談和運用能力有關的神經解剖基礎，也就是分別來討論和「構思」、「計畫」和「執行」有關的大腦結構及功能。因

為運用能力是建立在大腦皮質和下皮質結構複雜的互動上，因此，雖然我們知道大腦結構的確和兒童的運用能力有密切的相關，但其實我們並無法精確的去找出大腦中負責運用能力的位置。

(一) 構思

指的是孩子知道「要做什麼」，或是可以對某一個將要進行的活動形成概念的能力。與構思能力有關的結構包括：

1. 大腦前額葉皮質

與設定目標的能力有關，在我們進行一個新的活動（尤其是複雜及有目標的動作），甚至只是想像著怎麼去進行的時候，這個區域的活動最明顯。

2. 左大腦區域

成人左大腦受傷之後，會造成他們在形成動作計畫時有困難；然而有運用能力障礙的孩子，左大腦受傷情形似乎沒有那麼明顯。

3. 基底核

雖然主要是和動作的執行有關，但是也會負責動作計畫的形成。

有構思能力障礙的孩子，在新奇的情境中常不知道要做什麼；當大人要他們去玩的時候，如果沒有給特別的指示，會發現他們總是玩一樣的遊戲或是根本不會主動玩遊戲。典型的特徵包括晃來晃去、只是重複性地把東西堆起來再推倒，或是花很多時間觀察及模仿別人的遊戲。而艾爾斯博士本來認為構思問題只會出現在有嚴重感覺統合失常的孩子身上，但是後續的研究卻指出，構思的問題會廣泛地出現在有各種運用能力障礙孩子的身上（*May-Benson, 2001*）。

(二) 計畫

　　指的是能將動作計畫中的「戰略」轉換為「戰術」。戰略通常指的是活動方向與目標（例如考試要考 90 分），而戰術則是實際的做法（例如每天需花 30 分鐘讀書），也就是孩子會知道「該怎麼做」，並且會選擇合適的肌肉群，以因應外界要求完成活動。而與孩子計畫能力相關的區域包括：(1) 側邊前動作區（lateral premotor area）；(2) 內側輔助動作區（medial supplementary motor area）。根據許多學者的研究，我們把這兩個區域的特徵整理於下表 4-1（*Decety et al, 1988; Goldberg, 1985; Kingsley, 2000; Lundy-Ekman, 1988; Passingham, 1993*）。

　　有動作計畫困難的孩子，他們的問題在進行多步驟，或是需要身

表 4-1　動作計畫能力相關之大腦動作區

	側邊前動作區 （lateral premotor area）	內側輔助動作區 （medial supplementary motor area）
功能	・與準備產生動作、動作與環境的互動有關。	・負責計畫雙手或順序性動作，與眼睛、頭的定位相關。
感覺模式	・依賴多重感覺的輸入，也包括視覺、觸覺與本體覺；對外界環境較敏感。	・主要是依賴本體覺，對內在情境較敏感。
誘發該區域活化之活動類型	・因應外界要求產生的活動（例如接別人的球）。	・自我開始的動作（例如自己丟球）。
使用之回饋模式	・會使用產生在動作之後的回饋（或是外界的回饋），因此和反應性的動作相關。	・會使用產生在動作之前的回饋（或內在的回饋，例如身體概念等），因此和預測性的動作相關。
產生動作類型	・和慢的、分段式的動作有關；與交替性的雙手動作相關。	・和動作快速、流暢地進行有關；與同時性的雙手動作相關。

資料來源：Reeves, G, D. & Cermak, S. A.（2002）. Disorders of praxis. In A. C. Bundy, S. J. Lane & E. A. Murray（Eds.）. *Sensory integration: Theory and practice*（pp.83-84）. Philadelphia: F. A. Davis.

體多個部位共同合作的活動時會最明顯；他們會花過多的時間在準備動作的發生；並且會發現他們的動作常常是斷斷續續；動作進行時會出現許多錯誤並且不會馬上糾正錯誤，下次也可能犯相同的錯誤；並不會隨著環境的變化去調整他的動作（例如接球時，不管球是往哪一方向丟過來，都站在同一位置接球）。

㈢ 執行

動作計畫的最後階段便是付諸行動，而與執行動作有關的部位包括：

1. 大腦動作皮質

大腦動作皮質會經由大腦－脊髓路徑傳送神經衝動至肌肉系統，肌肉系統便能依照大腦皮質所發出的指令以產生動作；而同時，肌肉、關節、皮膚或大腦其他結構會不斷地傳送訊息至大腦動作皮質，告知關於動作的速度及方向，還有身體與環境相對的空間位置等訊息。

2. 小腦

小腦因為沒有和脊髓直接連接，因此和動作控制較無直接相關，而是和動作與回饋之間的整合有關，能夠不斷提供回饋給大腦皮質以「微調」動作，讓動作進行得更精確，也能在動作進行時掌管姿勢的控制。而小腦與動作學習也有密切相關，當我們重複性地練習一項動作時，小腦能將這些動作轉化成下意識的反射動作，例如當孩子一直練習騎腳踏車，久而久之，孩子就會不假思索、自然地去踩腳踏板。

3. 基底核

基底核在動作起始的時候被活化，但是當活動進行時，它也一直保持活動，基底核和完成順序性的動作最有關。而基底核也會接受來自邊緣系統（和情緒的掌控有關）的訊息，因此會影響孩子起始、進行並

完成動作的動機和情緒。

　　而執行能力有問題的孩子，常常會發生動作出現的時間點不正確（不是太早就是太晚）、協調性差或是容易疲倦的狀況。孩子很難將學習的動作自動化，因此在學習騎腳踏車等活動會更有困難。孩子感覺上也比較敏感、容易受傷害，比較不能接受非預期的改變，或堅持用自己的方式去進行活動。

　　而感覺系統在兒童的運用能力中又扮演什麼樣的角色呢？

1. 觸覺系統

　　觸覺系統中的脊柱內側丘徑系統和兒童的運用能力最相關，如同我們在第2章所提的脊柱內側丘徑系統和兒童的分辨性觸覺有關，可以誘發手部進行探索性的動作。此外，脊柱內側丘徑系統跟兒童以下的功能也有關係：(1) 執行較複雜的動作；(2) 更精緻化的手部靈巧度；(3) 在空間中操作物體；(4) 過濾不重要的感覺刺激；(5) 預期動作的發生（*Snyder et al., 1997*）。而艾爾斯博士在她早期的研究當中便驚訝地發現觸知覺和運用能力之間的關係，她做了一個推論：良好的觸知覺是發展正確身體概念的基礎，而這些身體概念是孩子計畫新動作的重要藍圖（正如我們在前一節所說的），而艾爾斯博士在她後續研發的感覺統合評估工具中加入許多關於運用能力的評估工具，也顯現出她對運用能力障礙的興趣。

2. 本體覺

　　來自肌梭、高基氏體和皮膚的本體覺受器會傳送訊息至大腦，以建立正確的身體概念以執行更複雜的動作，主動性且又對抗阻力的動作可以帶來最大的本體覺回饋；此外，身體的近端關節，例如肩關節、頸關節、髖關節等因為移動較慢且移動角度較大，因此也會產生較多的本體覺。

3. 前庭覺

前庭覺和本體覺一起工作，可以協助孩子發展出一個知道「該怎麼動」的神經基模，就像一個動作的藍圖，它可以協助孩子調整進行中的活動，或是引導進一步的行動。而進行預期性的動作（例如跑著去接一個飛過來的球）則需要身體和環境精確的互動。

4. 視覺

除了上述的感覺系統之外，視覺可以提供我們關於外在環境的訊息，協助我們更正確地在環境中擺位及活動。我們也發現，很多有運用能力障礙（或是感覺統合異常）的孩子，也會合併出現視知覺或視覺與動作整合的問題。艾爾斯博士在她所發展的評估工具中，也以孩子的視知覺能力測驗為最先評估的測驗，視覺與感覺統合的關係，由此可見一斑。

5. 聽覺

聽覺處理和兒童運用能力之間的關係並不清楚，也沒有實際的研究來探討其相關性。有許多研究指出音樂治療可以增加兒童的動作功能，因此關於聽覺處理和感覺統合之間的關係需進一步探討。

三 運用能力障礙

(一)「運用能力障礙」（apraxia）

有許多學者研究腦部受傷的成人，尤其是受傷部位在左側大腦的額葉或頂葉時，往往會造成他們無法產生自主性或是有目的性的動作，這種狀況被稱為「運用能力障礙」，個體不但無法執行新的動作，甚至連進行熟悉動作的能力也會受到干擾。

1. 概念性的運用能力障礙（**ideational apraxia**）

此類患者執行活動的動作功能並無問題，但是無法瞭解物體的意義和使用的目的，例如患者可以做刷牙的動作，但是卻不知道刷牙的時候要拿牙刷，反而會拿梳子來梳頭。雖然患者的動作功能尚稱完整，但是因為無法以正確的工具執行動作，因此也常會造成動作上的混淆。

2. 動作性的運用能力障礙（**ideomotor apraxia**）

患者無法正確地去模仿簡單的動作或使用工具，例如要患者模仿刷牙的動作，他就無法做出來。

(二) 發展性運用能力障礙（developmental dyspraxia）

若是用來描述孩子的運用能力障礙，我們不用「運用能力障礙」這個詞，而是用「發展性運用能力障礙」這個名詞，表示這種運用能力障礙不是因為後天的因素（例如腦傷）所造成的動作計畫缺陷。而有發展性運用能力障礙的孩子通常也沒有明顯的診斷（例如唐氏症、腦性麻痺），或是環境刺激被剝奪的情形。我們在前面的章節提到，運用能力包括構思、計畫和執行三個部分；但是當我們談到運用能力障礙的時候，通常指的是在構思（該做什麼？）和計畫（要怎麼做？）上的障礙，尤其是艾爾斯博士特別將運用能力障礙定義為「無法去計畫、並以正確的程序去執行不熟悉的動作」（*Ayres, 1972, 1979, 1985, 1989*）。

而有發展性運用能力障礙的孩子，因為無法類化及擴展相似的動作（舉一反三），因此動作品質會受到很大影響；此外他們在進行活動時似乎都會花費過多的能量或力氣。而運用能力也包括知道如何挑選適當的策略去進行動作，因此有發展性運用能力障礙的孩子，似乎總是找不到適當方法去進行動作，所以你常會看他在畫圖寫字時，常常畫了又塗掉，或一直把圖畫紙跟作業簿撕破；在學校學習的時候，也會被老師認為他的工作習慣很不好。

㈢ 感覺統合異常造成的運用能力障礙（sensory integrative-based dyspraxia）

　　並非所有的運用能力障礙都是由感覺統合異常所造成的，而發展性運用能力障礙和感覺統合異常所造成的運用能力障礙最大的不同便是：因感覺統合異常所造成的運用能力障礙必須伴隨感覺處理的異常（前庭覺、本體覺、觸覺、視覺、聽覺）。在這裡要介紹幾種因感覺統合異常所造成的運用能力障礙。

1. 兩側協調與順序性動作障礙
（bilateral integration and sequencing disorders）

　　小偉是一個二年級的好動小男生，從小他就是一個不愛睡覺的「磨娘精」，每天似乎有發洩不完的精力，而且喜愛危險的遊戲。媽媽發現，小偉雖然好動，但是動作的品質並不好：例如他常常漏接球、打躲避球也常是第一個被球擊中的。而老師描述小偉就像是一隻毛毛蟲，沒有一分鐘是靜止不動的，並且三不五時就會把鉛筆、橡皮擦等文具掉到地上；坐在教室中總是左顧右盼。令老師最困擾的是，小偉在進行需要「一手固定、另一手操作」活動（例如剪紙、寫字）時有很大的困難，有時會發現他有左右開弓的現象（例如畫圖時，一下用右手、一下用左手），因此老師建議媽媽帶小偉至治療師處做詳細的評估。

　　兩側協調與順序性動作障礙的問題通常比較輕微，孩子可能會出現左右混淆、沒有固定的慣用手、避免需要跨越身體中線的活動，跳躍、接球或是體操活動的表現比較不好，總之，需要用到雙手雙腳或是超過一個步驟以上的活動（尤其是需要回饋控制的動作），對他來說都非常困難。雖然發展運用能力障礙的孩子也可能會出現這些問題，但是有兩側協調與順序性動作障礙的孩子會同時出現**前庭－本體覺**處理的問題。

2. 自體運用能力障礙（somatodyspraxia）

　　小雨是一個小學一年級的 7 歲女生，爸媽希望職能治療師評估小雨的感覺統合功能，因為小雨在學校裡面，舉凡是要剪、貼、著色的活動都有很大的困難；此外，她也無法學寫簡單的字（例如王、日……）。媽媽還說，小雨只喜歡跟年紀比她小的孩子一起玩，如果找不到年幼的玩伴，她寧可自己一個人玩。令爸媽困惑的是，小雨應該是一個聰明的小孩，因為她可以很詳細地描述自己想像的故事，並且在玩積木遊戲的時候總是充滿了創意；但是她穿衣服常會左右顛倒、從事一些簡單的動作（例如開糖果紙、撕零食的包裝紙或是打開牛奶紙盒）好像都很費力；一般孩子玩的遊戲器材（如盪鞦韆）她也是很晚才學會使用，小雨到底是怎麼了呢？

　　自體運用能力障礙會出現的症狀和兩側協調與順序性動作障礙的症狀非常相似，但是症狀會更嚴重（見圖 4-1），甚至連較簡單的活動也無法進行（*Cermak, 1991*）。通常這些孩子會比較慢學會簡單的生活自理技巧、簡單的組合、拆卸東西有困難（例如將筆蓋打開、關上），以及手足的關係比較緊張等。自體運用能力障礙的孩子不管是進行需要回饋或前饋控制的動作、或是預期性的動作有困難；除了前庭－本體感覺異常之外，他們至少還會有一種**自體感覺處理**（包括觸覺和本體覺）的缺陷，通常是觸覺處理的問題。雖然後續的研究者（*Mulligan, 1998*）將運用能力障礙和自體感覺（例如觸覺）處理障礙分成兩個不同的分類，但是艾爾斯博士一系列的研究都指出觸覺處理的確和孩子的運用能力有很大的相關性。

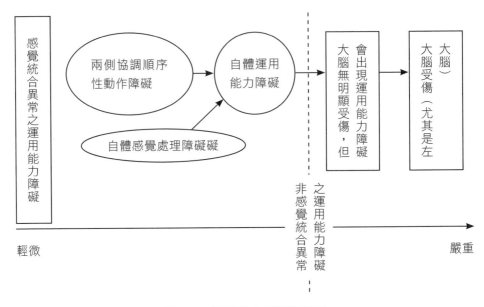

圖 4-1　運用能力障礙連續圖

3. 口語指令運用能力障礙（**dyspraxia on verbal command**）

對這些孩子來說，最困難的就是「一個口令、一個動作」，他們常常無法將聽到的口語指令轉換成實際的動作，因此家長和老師長常會誤以為他們非常不聽話。

4. 視覺運用不能（**visual dyspraxia**）

在進行需要視覺技巧的動作有困難，另如在玩形狀版配對時，常常無法馬上將正確的形狀放到板子中。

5. 姿勢運用能力障礙（**postural dyspraxia**）

一般孩子從很小的時候便會模仿大人的動作，連簡單的再見手勢都是模仿的結果，但是這些孩子在模仿別人簡單的動作時會有困難。

6. 口腔動作運用能力障礙（oral dyspraxia）

和姿勢運用障礙類似，但是特別指的是孩子不能模仿別人口腔的動作，例如親嘴、舔嘴唇等。

7. 建構性運用能力障礙（constructional dyspraxia）

孩子在進行需要建構能力的遊戲有困難，尤其是玩樂高玩具時，無法排列出像大人排的樣子。

回顧運用能力障礙孩子的發展史，會發現媽媽在生產前、生產中或是嬰兒新生期時都可能出現過一些問題，例如懷孕的時候有不正常的出血、生產的過程拖太久，或是新生兒時期有異常的表現。

運用能力障礙可能出現的行為表現包括：

1. 行為缺乏彈性，會固執於活動的某一部分，而在做活動轉換時會有困難；無法忍受非預期的改變。
2. 動作探索的經驗比同齡的孩子少，只喜歡玩熟悉的遊戲或玩具。
3. 比較被動。
4. 遊戲的內容很簡單（低於其年齡表現）、缺乏複雜性，會以固定的方式遊戲，例如不管是什麼樣的玩具都只會將它排成一直線。
5. 對新的情境和挑戰缺乏問題解決的策略。
6. 挫折忍受度較低。
7. 外表會較邋遢、衣服常常沒紮好或是穿歪了。
8. 做事較缺乏組織。
9. 不喜歡穿戴有扣子的衣服或有鞋帶的鞋子。
10. 精細動作品質很差，粗大動作看起來也較笨拙，尤其是運動項目表現很差。
11. 在日常生活中，對時間和空間的概念很不好。
12. 避免團體遊戲或是和同伴遊玩。

13. 喜歡和成人或年幼的孩子一對一遊玩。

14. 語言的表達及課業學習上可能有困難。

15. 自尊心較低落。

16. 學習日常自理活動較慢，尤其是綁帶子（例如繫鞋帶、綁蝴蝶結）等活動。

17. 不太會排積木、拼拼圖。

18. 寫字寫得不好。

19. 觸覺的分辨能力不佳（發生在自體運用能力障礙兒童的身上）。

20. 感覺像「只有一張嘴巴」的孩子，口頭上很會講，但實際的行動很少。

21. 比較會遲到、記性不好。

記得在拜讀感覺統合的經典著作《感覺統合：理論與應用》（ *Fisher, Murray, Bundy, 1991* ）一書時，對某一章的引子特別的印象深刻：「There is no typically clumsy child」，也就是說孩子的運用能力障礙會因人而異，在每個人身上出現的種類和症狀有很多變化，但重要的是去瞭解運用能力障礙兒童所經歷的痛苦，包括對自己感到無能、缺乏安全感，對外界感覺困惑、充滿了挫折。家長、老師和治療師要儘可能為他製造成功的經驗與機會，並試著從他的角度來瞭解環境中的人、事帶給他的困難和挑戰。

四 運用能力障礙之處理

確認孩子的運用能力障礙的確影響他的日常生活後（並不是所有的問題都需要治療，必須要確認它對孩子的影響為何，例如孩子一直不會綁鞋帶，但其他的功能包括學習和人際關係都處理得很好，那麼他這一生都可以選擇穿不用綁鞋帶的鞋子，因此並不需要特別的治療），治療師、老師和家長便可以根據下列幾項原則或理論一起設計介入計畫。

(一) 活動設計的通則

1. 強調孩子、活動、環境三者之間的互動，隨著環境和活動的改變，孩子也可以改變他們的行動，因此大人應該要認真思考，該如何提供孩子適當難度的活動（也就是我們在第一章提到的「適當的挑戰」），並為孩子營造更多成功的經驗。

2. 老師和家長們應該擔任旁觀者的角色（而不是直接在孩子身上做些什麼），觀察孩子怎麼回應環境中的感覺線索、怎麼與外界互動，並根據其反應時時刻刻微調環境因子。

3. 成人必須不斷提供孩子支持和鼓勵，當我們給孩子足夠的愛，即便他最終仍不能克服感覺統合障礙，他也能健康地面對自己的問題及人群。

4. 儘量提供有目的的活動，如果要孩子漫無目的的跑操場，他們可能會覺得很沈悶，但是若是要他們比賽賽跑，他們絕對是興致盎然的。

5. 多觀察孩子在日常生活中的自然表現，這樣你才會知道什麼樣的治療內容對他是真正有意義的。例如對一個小學一年級的孩子來說，訓練他騎腳踏車會比訓練他單腳跳來得有意義且實際多了。而我們訓練孩子的環境越接近真實生活情境，就越能幫助他將學會的技巧應用到實際生活當中，例如駕駛員要開始實際飛行之前，都必須在模擬的機艙中練習一樣。

6. 與第五點一樣，多讓孩子在有意義的情境當中練習。再以騎腳踏車為例，讓他到戶外和同伴一起騎車的效果，絕對比在家裡踩腳踏車健身器材好得多。

7. 多提供練習的機會。可以讓孩子針對動作的某一部分重複練習；也可以變化活動中的部分讓孩子練習。雖然練習不見得可以改善孩子的感覺統合能力，但是他的動作技巧和表現會得到進步，這些都可以減低孩子的焦慮及挫折感。

8. 合併使用認知策略。例如教導孩子以口語引導動作，像我們剛學開車的時候，駕訓班的教練常常會教我們用一些口令來引導我們的動作，而以口語引導也可以增加孩子的注意力。其他的認知策略還包括教導孩子以視覺帶領動作，或是在心中想像即將進行的動作。

9. 多利用環境當中不同類型的回饋來誘發孩子的運用能力。我們會將孩子的動作分成兩種類型：

(1)封閉回路系統（close-loop system）：此系統依賴回饋（feedback）讓動作進行得更精確，孩子會利用在活動進行時或活動完成後的訊息去提醒自己是否有做錯的地方，然後會做進一步的矯正。而這些回饋訊息的來源主要來自環境和身體本身，尤其是來自視覺系統、前庭系統與本體覺系統的訊息特別重要。拿投籃為例，我們告訴孩子「將你的手抬高一點比較容易丟得到」——這是利用活動時產生的回饋；而當孩子投籃成功時，治療師報以熱烈的掌聲，讓他體會到成功的經驗——這是利用活動完成之後產生的回饋。

(2)開放回路系統（open-loop system）：此系統依賴前饋（feedforward）來學習新的動作，所謂的前饋便是發生在動作起始之前，最主要是負責預期性的動作，因此孩子不可能像在封閉回路系統一樣能有足夠的時間利用回饋去糾正動作。例如鋼琴家，他們可以不假思索地彈琴，並預測下一個小節時手指的位置。

當孩子開始在學習新的動作時，會比較依賴回饋來完成（例如必須要小心翼翼地邊看邊做），而當這個活動逐漸熟練之後，就會逐漸變成下意識、靠前饋控制的動作（閉著眼睛也能做）。而我們在第三節也提到，兩側協調與順序性動作障礙兒童最主要是前饋控制系統（進行預測性的動作）有問題；而自體運用能力障礙兒童則是在前饋和後饋系統（進行預測性的動作或學習新的動作）都有問題。

(二) 對兩側協調與順序性動作障礙兒童介入的程序和活動

包括：

1. 發展構思能力：有構思能力問題的孩子常會在不熟悉的情境當中覺得茫然不知所措，也就是說他看不到自己和環境中存在的「可能性」，因此一開始儘量使用熟悉的物體和環境來誘發這些孩子的構思能力。我們可以拋出許多問題來幫助孩子形成計畫（有點類似英文的「克漏字測驗」，我們可以給大量的提示，只讓孩子去完成其中的一部分）。此外，在一開始的時候，我們也可以藉由肢體引導他的動作，但是這些外在的提示必須慢慢褪除，孩子最終還是需要發展出可以獨立動作的技巧。

2. 加強需要身體兩側協調的活動：大部分需要用到身體兩側協調（包括軀幹）的活動，都需要孩子具備計畫及執行預期性動作的能力（例如丟接球），活動的內容可以包括讓孩子同時或交替性地使用雙手或雙腳，例如剪紙、吊單槓、騎車等活動。而在兩側性協調活動中，最重要的是要觀察孩子是否有出現多餘不必要的動作，例如右手拿剪刀剪紙時，左手的指頭是否會跟著翹起來；還有孩子是否有跨越身體中線的動作，而此動作常常會和孩子身體的轉動、重量的轉移有關，因此我們可以要求孩子在轉動身體的狀況下進行動作（例如用右手將身體左邊的沙包撿起來、丟出去）。

3. 當孩子熟習兩側協調的動作之後，便可以開始讓他進行預測性的動作，例如踢球時，孩子必須去預測球到達腳邊的位置和方向，所以要先將腳伸出去準備。而有感覺統合障礙的孩子幾乎都會有進行預測性動作的問題，所以除了丟、接、踢球之外，他們在跳繩、騎車越過障礙物或是走路穿過擁擠的人群都會有困難。大約在 6 歲之前，孩子就可以進行大部分的預測性動作（雖然不一定很準確），包括可以抓住開始動作的時間點（timing）及調整動

作的方向與力量大小；而有運用能力障礙兒童在此階段常見的問題有：(1)無法同時控制姿勢和動作；(2)無法平順地移動身體去接球；(3)無法調整肢體的力量；(4)無法在空間中找尋靜止的物體或是人；(5)無法掌握正確的時間點。

當我們設計活動時，只要掌握住兒童和物體之間的相對關係，我們就可以創造出無數的活動。拿「兒童」和「球」的關係來舉例，改變這兩項因素的特質便可以創造出不同難度的活動：當孩子和球都是相對靜止的時候（孩子去打一個倒吊在天花板上的球），活動最簡單，而大部分孩子在這部分的活動都做得不錯；當孩子或球移動的時候（孩子站著接球），動作會變得較難；而當孩子和球都是相對移動的時候（孩子跑著去接一個飛球），活動最困難。而正如我們前面所說的，不能進行預測性或順序性的動作和兒童的前庭－本體處理能力有關，因此，我們所給予的活動必須要蘊含豐富的前庭－本體刺激。

(三) 為自體運用能力障礙設計的活動

自體運用能力障礙孩子因為在前饋與後饋控制都有困難，所以上面提到的活動對他們來說是太困難了，針對這樣的孩子，我們設計的活動原則為：

1. 強調整個身體的活動，例如跳進球池、從球池中爬出來；或是整個人俯衝從溜滑梯上滑下來，就是一個很好的活動。

2. 從強調簡單因果關係的活動開始，例如可先從椅上跳到地面，讓孩子瞭解在什麼距離之間跳比較安全，並體驗跳到地面的感覺，然後慢慢進展至較複雜的活動。

3. 因為自體運用能力障礙的孩子常常會有本體覺處理的問題，所以儘量讓孩子對抗阻力產生主動性動作，以強化他的身體概念。例如手腕綁著沙包丟球，他能夠更加感覺到手臂在移動，當孩子對抗重力爬坡或爬上樓梯時，也會有「舉步維艱」的感覺。

4. 一般的孩子常會用口語帶領自己的動作，例如要跳的時候會說：

「一、二、三，跳！」但自體運用障礙的孩子缺乏這種能力，因此需使用口語指令來幫助孩子進行動作，例如幫他數「一、二、三，開始！」

5. 讓孩子有大量練習的機會，尤其是對有自體運用障礙的孩子來說，永遠都要給他足夠的時間。

五　發展性協調障礙（Developmental Coordination Disorder）

在我們臨床的個案當中，有一群孩子，他們所表現出來的問題符合發展性運用能力障礙（developmental dyspraxia）的特徵，然而，這群孩子往往會有另一個正式的診斷── 發展性協調障礙（DCD），關於發展性運用能力障礙和 DCD 之間的關係一直沒有定論：有的學者認為發展性運用能力障礙是用來描述 DCD 兒童特有的動作學習及動作計畫問題，有的學者認為發展性運用障礙是 DCD 的類型之一（這也是我的想法），有的學者認為這兩個名詞其實是同義可互換的，也有的學者認為這兩者是不相同的 ……。不管怎麼說，我們可以確定的是，DCD 的孩子比一般的孩子更容易表現出感覺統合異常的問題，因此 DCD 和發展性運用能力障礙的孩子在某些重要的特徵方面是雷同的（*Piek & Coleman-Carman, 1995*）。因此，感覺統合理論及治療確實可以解釋這些孩子的症狀，並幫助他們克服動作協調的問題。

那麼到底什麼是 DCD 呢？顧名思義，孩子最主要的問題就是動作的協調性不佳，大家對這種孩子的印象便是笨手笨腳。其實早在 1975 年時，學者 Gubbay 就提出「動作笨拙」（clumsy）這個名詞，他觀察到有一群孩子，在智力測驗和神經學檢查中表現非常正常，但缺乏表現技巧性動作能力（*Gubbay, 1978*）。文獻中經常是以不同的名稱來代表這群兒童，諸如：輕微腦部失能、發展性動作障礙、笨拙兒童症候群、感覺統合障礙、知覺動作障礙、注意力及動作表現障礙、非語言型障礙等。直到 1994 年，專家學者們一致決定以發展性協調障礙為診斷名

稱（絕對不再用「笨拙」兩個字，因為那對孩子是一種看輕與傷害）（*Polatajko et al., 1995*），而根據官方的定義（《精神疾病診斷與統計手冊，*DSM-IV*》）（*APA, 1994*），DCD 診斷必須符合下列標準：

1. 動作協調出現明顯的障礙（顯然低於他的生理年齡或智力表現），在動作品質表現上較差，可能會出現動作發展遲緩、笨拙、常常掉落東西、寫字和體育活動出現困難等狀況。

2. 動作協調障礙並非由其他診斷，例如腦性麻痺、肌肉萎縮、或半側癱瘓所造成，孩子的情況也不符合廣泛性發展疾患（例如自閉症）的診斷。

3. 孩子的動作協調障礙嚴重影響他的學業表現及進行日常生活活動，包括穿衣服、剪指甲、吹乾頭髮、化妝、使用餐具吃東西、剝水果皮、整理儀容、遊戲及休閒活動等；而學業技巧則包括準備就學的技巧，以及上學之後的各項學習活動。

4. 並不是由智能障礙造成的，如果是智能障礙的孩子，他展現的動作協調障礙必須低於其智能程度所會造成的障礙程度。

5. 可能會同時出現注意力缺陷過動症或是學習障礙，而當孩子同時出現學習和動作問題時，我們稱為「雙重危機」，他們會更容易有自尊低落的情況。因此家長或臨床工作者要特別小心觀察這群孩子長大之後是否會發展出精神症狀。

　　若按照以上之標準，DCD 在國外 5 到 11 歲的兒童之發生率約為 6%；而根據臺灣本土的調查顯示，在低年齡層兒童中，4 歲的盛行率約占 1.4%、5 歲盛行率 1.9%、6 歲盛行率為 1.3%。整體而言，4-6 年齡層的盛行率是 1.5%，其盛行率較國外文獻所提的 5-10% 來得低（徐永玟，2002）。然而，根據林冠宏、吳升光（2002）的研究指出，在 7-8 歲兒童的調查則顯示盛行率提升至 3.5%，但是 9-10 歲年齡層的盛行率卻高達 20.6%；而在陳福成等（2003）的研究裡，甚至更高達 25%。發生率也會受到文化因素的影響；家庭的傾向也是一個重要的因素：如果爸媽是缺乏運動細胞型的，很難冀求他們的孩子在動作表現上有非常優異

的表現。一般來說，男生的發生率較高，但是因為男女有別，他們的動作表現類型本來就不太一樣（一般來說，男生在粗大動作的表現比較好；而女生在精細動作的表現會比較好），因此最好是以不同的標準來評估他們。而根據長期的追蹤研究指出，有動作協調問題的孩童會持續到青少年或成人階段。

DCD 兒童的異質性很高，他們表現出來的症狀會因人而異，他們在感覺動作上的問題為：

1. 視知覺能力較差：基本的視覺能力（例如：視力、視野及敏感度等）是正常的，然而在分辨大小形狀、複製幾何圖形、拼圖及排積木等活動都會表現得較差。

2. 需要整合視知覺能力的動作表現不佳：最明顯的例子便是丟接球，因為孩子對距離和空間的判斷失準，會造成他無法去預期球的方向或力量大小，而以 DCD 兒童為對象的研究中，大部分也都是以丟接球活動來評估他們的動作特質。

3. 對感覺刺激的反應比較慢：反應時間可告訴我們孩子在處理感覺訊息、動作計畫及起始動作的速度及準確性，DCD 的孩子反應時間明顯比同儕慢（*Henderson, Rose, & Henderson, 1992*）。

4. 動作時間較長：動作時間長短可反映動作系統的效率，DCD 的孩子因為過度低賴視覺的回饋、因此動作的速度也會比較慢，這會影響他的學習活動，例如作業還有考卷都寫不完。研究也發現他們無法平順地執行需要速度的活動，感覺上整個動作是斷斷續續、缺乏連貫性的。

5. 時間控制比較差：無法執行需要節奏的活動是 DCD 兒童一個很顯著的特徵，包括無法算準球落下來的時間而不會接球、不會打拍子、跳繩、玩電動玩具等。

6. 力量控制比較差：DCD 的孩子常常不知道怎麼控制力量的大小，但是比較常見的問題是力量會過小（*Brina et al, 2008*），與一般單純的動作發展遲緩兒童不同（通常是會過度使力）。

7. 動作表現不是很穩定：DCD 兒童常常會合併時間控制及力量控制的問題，但因為造成這兩個問題的機轉是不相同的，因此孩子出現的動作表現就會有很多種可能性，這也是為什麼我們說 DCD 兒童異質性很高的原因。

8. 平衡及姿勢控制不佳：缺乏基本的姿勢穩定性及平衡感，DCD 兒童便無法進行其他活動。我們在前面提過，孩子必須依靠視覺－前庭覺－本體覺的整合來維持平衡及控制姿勢，而視覺系統一般是跟較慢速度的姿勢控制有關，且大部分是用來輔助及校正前庭－本體覺接受的訊息。然而 DCD 兒童過度依賴視覺會造成他無法忍受動作或位置快速的變化，也無法因應動作指令的改變。

9. 感覺間的整合不佳，尤其是無法整合視覺和本體覺刺激。

10. 會使用異常的動作控制策略去調節姿勢：一般孩子在 10 歲之前，便學會大部分調節姿勢的動作策略，而這些動作策略均以「節能」為主，因此我們會採取讓自己覺得舒服（至少是不會累）的姿勢動作。因此，當我們排隊買票時會一直調整我們的站姿，而我們也絕不會以倒立的姿勢來看書……。但 DCD 的孩子使用的策略常常是需要耗能的，舉個例子來說，當我們在電腦鍵盤上打字時，我們會自然的只移動我們的手指頭去打字，但如果你試著將整個手臂一起提起來打字，一定沒多久就會覺得疲累不堪，而 DCD 孩子就常會以這種方式去進行日常活動。

11. 可能會有語言的問題：因為語言和技巧性的動作具有相同的神經機轉（用來調節時間及控制順序），因此 DCD 兒童也會常見語言的問題。

12. 神經肌肉表現異常：包括會出現不成熟的姿勢性保護反應、肌肉張力過低（尤其是抗地心引力的肌肉群）等。

13. 會出現一些情緒上的問題，包括會出現憂鬱傾向及低落的自我價值。

14. 手部的功能比較差：孩子的觸知覺與運動覺分辨能力較差，會造成孩子執行精細動作的困難，例如寫字、畫圖等。

　　關於 DCD 兒童的治療方式有許多種，但我們在這裡僅討論由感覺統合的觀點所設計之治療方式，和前述治療發展性運用能力障礙的原則大致相同，以下再補充幾項原則：

1. DCD 的孩子不見得會伴隨感覺調節異常，但如果孩子有感覺調節異常，必須要先優先處理，讓中樞神經系統處於最適合產生適應環境的狀態，以免其妨礙動作計畫能力的發展（*Dunn, 1999; Kimball, 1999; Wilabarger & Wilbarger, 1991*）。

2. 孩子若有肌肉張力較低、姿勢穩定性不佳之功能性支持能力異常之問題，剛開始提供的活動最好不需要具備太多的動作計畫能力，將介入重點放在改善他的功能性支持能力。

3. 感覺統合強調幫助孩子去構思及計畫動作，而非訓練其動作技巧（然而其他的治療方式、如動作學習理論，就會強調動作技巧的加強）。感覺統合治療是藉由改變情境的需求及活動的特色來改變孩子感覺統合的過程，因此不強調重複性的練習。要記住：運用能力並不在乎孩子是否能完成動作，它在乎的是孩子是否能以整合的方式完成有品質的動作（*Kimball, 1999*）。

4. 除了治療環境的安排之外，提供孩子足夠的情緒安全感也是治療成功的要素。

第五章 感覺統合功能異常篇 III

視覺空間與聽覺
處理能力異常

汪宜霈

一 視覺空間能力障礙

　　視覺處理的系統有兩種：(1) 物體視覺系統，又稱「what 系統」，主要是在幫助我們辨認及記憶物體的特徵，由視覺系統內側路徑掌管（*Ungerleider & Haxby, 1994*）；(2) 空間視覺系統，又稱「where 系統」，主要是告訴我們物體及自我的空間位置以利動作的進行，由視覺系統外側路徑掌管，而這個系統傳遞的訊息通常是無意識的（*Goodale, 2000*）。我們以圖 5-1 說明孩子的視覺空間能力，簡單地說，孩子的視覺空間能力可分為「**在空間中移動的能力**」和「**空間認知能力**」兩種。「在空間中移動的能力」依靠的是視覺、前庭覺和本體覺的整合，而這些訊息是由視覺系統外側路徑來傳遞，告訴孩子物體的位置、方向、大小和它包括哪些部分；而「空間認知能力」則是整合來自視覺系統外側路徑、視覺系統內側路徑（主要是告訴孩子物體是什麼）和前額葉皮質的訊息，而

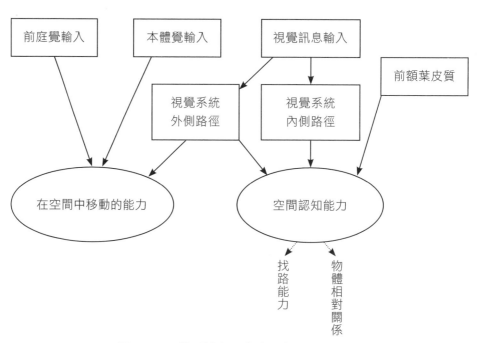

圖 5-1　視覺系統與視覺空間能力之關係圖

它又包含「找路能力」、「認知物體相對關係」兩種技巧。

(一) 在空間中移動的能力

　　孩子必須要靠多重感覺系統來完成一個動作，以在教室當中寫字為例，「視覺」可以引導寫字的方向；「聽覺」可以引導孩子有時將注意力轉移到身旁的環境（例如老師在講臺上講話）；「觸覺」可以讓孩子分辨紙張和桌面的不同；「前庭覺」可讓孩子在寫字的時候，頭部一直保持抬起來的姿勢，並不斷察覺自己和地心引力之間的關係；而「本體覺」則能正確引導孩子寫字時的速度和力量。視覺刺激的處理主要發生在大腦的皮質區，而觸覺、前庭覺和本體覺的處理則在腦幹發生，因此整合來自大腦皮質和腦幹的刺激，是可以成功執行動作的先決條件。

　　想像我們在爬山的時候，你是如何判斷自己是否需要側身才能通過狹小的山洞口？事實上，孩子本能地就可以去判斷自己是不是過得去（*Warren & Whang, 1987*），當他們看到某個物體或環境時，可以根據自我的身體概念去判斷自己和物體／環境之間的相對關係，這種能力越好，孩子動作的精確性就越高。再想像我們搭雲霄飛車時，我們怎麼順著不同的轉彎方向來調整我們的身體姿勢（在這個狀況之下，我們甚至看不到雲霄飛車下一秒要轉到哪裡去）？可見視覺系統不能獨立地去引導身體的動作，必須配合由不同感覺刺激整合所產生的身體概念，不斷調整動作策略和動作的內容。

　　而當孩子移動時，視覺刺激會不斷地更換，視覺和身體概念完美的整合可以幫助我們同時注意自己的動作和周遭的環境，這與孩子下列的能力有關：

1. 當我們移動的時候，我們的視覺系統會無意識且不斷地「瞄」周遭環境中的人、物體，去判斷自己和物體的距離及動作，可以幫助我們順利穿梭在特定的空間中。此能力有問題的孩子在穿越人群的時候特別困難，常常會撞倒別人或是摔倒（*Mountcastle, 1995*）。

2. 如同我們前面所提到的，在活動進行的時候，不論是視覺刺激或

是我們的頭、身體都持續不斷地在變動，但我們大部分都不會感覺這些變動；我們看到的視覺景象是穩定不動的，並不會隨著我們的身體移動而移動，這種能力對於我們日常生活中所有的活動都非常重要。有這種問題的孩子會常常覺得身邊的景象在移動，或是看書的時候會覺得字在紙上跳動。

3. 一般孩子動作時，會根據動作產生的不同速度之感受去判斷物體的遠近，這種「視知覺上的錯覺」是孩子判斷距離和深度重要的基礎。舉例來說，當我們看到遙控飛機從我們頭上很快飛過的時候，我們會告訴自己「遙控飛機距離我很近」，然而，當我們看遠處天空有很小的 747 飛機花了好幾分鐘才飛離我們視線時，我們並不會認為「這飛機好小或飛得好慢喔」，事實上我們也知道 747 飛機比遙控飛機大得多、也飛得更快。而這種能力也可以讓孩子保持物體大小恆定的觀念，例如比較靠近小孩的蘋果會看起來比較大顆，而把它拿遠一點則會發現它變小了，但事實上孩子知道它的尺寸是一樣的。而有這些問題的孩子在進行一些需要同時判斷物體大小和移動速度的活動會有較大的困難（例如接球）；也可能會有安全上的顧慮，例如他們看到遠方的卡車，會以為它的速度很慢（或體積沒有想像中的大），而會想要闖紅燈（*Kellman & Banks, 1998*）。

4. 一般孩子可平順地轉換平面（2D）與立體（3D）的視覺訊息，因此他們可以按照地圖的指示去找路，正確說出數學課本上的積木有幾面，或是根據說明書拼裝模型。若缺乏這種能力，孩子在日常生活自理、尤其是學業學習上會有很大的問題。

而關於速度、距離等空間感的訊息是不會被儲存在記憶中的，這種訊息會不斷地被更新。這種視覺－動作整合的能力與孩子下列的日常生活活動息息相關：

1. 伸手抓取物品

伸手抓取物品雖然是協調且一連串的動作，但事實上，這兩個動作是依賴完全不同的視覺刺激類型所進行的視覺動作行為：伸手依賴的是關於物體「距離」和「方向」的訊息，可以協助我們把前臂和手正確地「降落」在物體上面；而抓取物體依賴的是關於物體的「大小」、「形狀」及「位置」的訊息（*Jeannerod, 1994*），當我們的手碰到物體的時候，我們的觸覺系統會傳遞關於物體材質的訊息，這些訊息會決定我們如何去抓握物體。例如，我們會用不同的方式去抓取垂直或水平擺放的蠟燭，或是以最穩定的姿勢去抓取物體。

2. 平衡感

視覺和平衡感之間的密切關係不言而喻，想像當我們閉著眼睛單腳站立的時候，就比較會搖搖晃晃不穩定。視覺系統和前庭、觸覺與本體覺刺激整合的結果會控制孩子的平衡能力。當然，當孩子逐漸長大之後，他們可以漸漸不靠視覺來控制他們的平衡能力，就比較不會跌倒。智能障礙的孩子在平衡能力的控制反應上會比較慢，有可能是因為他們的中樞神經系統較不成熟有關（*Wuang et al, 2008*）。

3. 處理會移動的物體

丟接球、滑直排輪或是騎車等活動，對大多數的孩子來說是充滿樂趣的，但是也富含了許多的挑戰，因為孩子必須要處理身體和物體同時移動的訊息，在那當下也需去注意物體的距離、方向、速度。因此，有感覺統合問題的孩子在此類活動的表現上往往不太好。

因此，前庭覺、本體覺和觸覺刺激會先整合，讓孩子可以有效並精確地處理視覺的訊息，而感覺統合治療進行的便是類似「鋪路」的動作，能讓大腦皮質的功能充分發揮，直接影響孩子的學習與成長。

(二) 空間認知能力

前面我們談到孩子在空間中的移動，主要是靠下意識的視覺空間處理過程來完成；然而，孩子必須藉著高階的認知技巧來執行更高級的視覺－空間整合動作，這種高階的空間認知能力（spatial cognition）可以幫助孩子：

- 可以分辨及記憶不同物體之間的視覺特徵與關係，例如可以分辨不同的字型，還有在寫「貝」和「嬰」兩個字時，「貝」的這個字元應呈現的比例有多少。
- 可以在心裡想像如何操作物體，例如下圍棋的時候，可以想像把棋下在哪一個位置可以圍到最多的棋子。
- 可以幫助他在數學上對線條、角度及彎曲度的學習，他可以去判斷銳角及鈍角。
- 可以幫助他建立良好的方向感，不會在不熟悉的地方迷路，也會記得去過的地方。

1.「找路能力」

小琪是一個 7 歲的小女孩，她因感覺統合問題到醫院接受職能治療已經超過半年了，但是她始終無法獨立從治療室去上廁所，即使廁所只要轉個彎就到了。當孩子可以察覺自己和周遭地理環境的關係並記憶下來（會同時用到「what 系統」和「where 系統」），便開始建立他的找路能力，而這種能力可以幫助我們更有效地去規劃我們平日的行程，例如抄捷徑或是安排買東西的路線等。如果孩子的視覺能力和口語表達沒有問題，我們就可以提供他額外的視覺提示（例如在牆上貼箭頭），或是要孩子講述如何從甲地到乙地，當孩子可以清楚地跟別人指示方向或該往哪裡走時，顯示他已發展出成熟的找路能力。而當孩子缺乏適當的找路能力時，他因為怕自己會走丟，所以也不喜歡去陌生的地方，這也會限制他的生活型態及對環境的認識。

2. 辨認「物體相對關係」的能力

指的是孩子可以瞭解並分析物體之間的相對空間關係（不同於找路能力是分辨自我與物體之間的關係），這個能力有問題的孩子，在從事以下幾種活動時可能會遭遇困難：

(1) 棋類等休閒活動：孩子在學習下棋的時候，最重要的便是佈局的能力，他可以預見下一步棋、下下步棋，甚至是好多步以後的棋該怎麼走，同時他也會猜到對手會走到哪裡，這些都是依靠前額葉皮質的問體解決能力進行。

(2) 摺紙活動：記得我們小時候摺紙花嗎？我們把紙對摺再對摺之後，在中間的地方剪出花樣，我們會去猜測當紙打開之後會是什麼樣的圖案。

(3) 拼圖活動：拼圖活動會使用到兩種能力：①先辨認拼圖片的形狀：此部分依靠的是視覺系統內側路徑對形狀的認知；②在心中旋轉拼圖片以填入適當的位置：此部分依靠的是視覺系統外側路徑對空間的認知。

(4) 模仿畫圖：這是屬於最基本的建構能力（constructional ability），建構能力不僅需要來自視覺系統內側路徑和外側路徑的訊息，讓孩子能去分辨線條的位置、彎曲度、交會處及傾斜度，也需要足夠的注意力和專注程度。最簡單的模仿活動是直接複製（剛開始學寫毛筆字時，會將宣紙直接放在字帖上模仿），接著是參考範本（臨帖），最難的是從記憶中去模仿（自由揮毫）。孩子對形狀的辨識和模仿是不同的能力，舉例來說，孩子在 1 歲之間便能分別圓形和正方形的不同，但是他並無法模仿畫出其中一個形狀。當孩子聽成人的指令去畫出一個圖形時，他更需要先去想像那個圖形的樣子（視覺想像力）。

(5) 寫字：如同我們前面說的，寫字在孩子的學校生活中非常重

要，成熟的孩子只會用視覺去糾正寫錯的地方，但年幼的孩子卻需要用視覺去引導每一筆畫，通常孩子必須具備相當的模仿能力之後才會開始學寫字。最常發生在寫字活動的錯誤便是孩子寫的字不是離得太遠、就是會有重疊的部分，孩子寫字也會常常超出限定的範圍，因此我們可以提供有格子或線條的紙張讓他書寫。

(6)堆積木：這是一個需要高度空間認知能力的活動，孩子必須要很清楚瞭解積木之間的相對關係、上下是否顛倒、交疊的角度等才能完成一個正確的作品。記得小時候我們會用報紙和竹條製作風箏，而帶來莫大的樂趣嗎？這也需要用到類似的能力。

　　右大腦受傷或是功能異常的孩子，他在需要建構能力的活動表現都較差，尤其是他畫的圖常常是片段而不完整的，而他們畫的幾何圖形看起來很扭曲。我們大腦當中找不到專責建構能力的區域，所以每個孩子表現的問題都不一樣。

二　聽覺處理能力障礙

　　雖然感覺統合理論著重在前庭、本體及觸覺三大系統的感覺處理能力，但艾爾斯博士在她早期的論述中就非常強調聽覺和學習之間的關係。她發現許多被認為是學習障礙或是過動症的孩子，其實都是聽覺處理有問題，而語言障礙有問題的孩子會有較長時間的旋轉後眼球震顫；而在幾項研究中，我們可以看到因聽力障礙所造成的學習障礙兒童，在接受一段時間的感覺統合治療之後，他們的學習情況也獲得明顯的改善。這都使得近期的研究者和臨床工作者體認到，必須將聽覺系統整合為感覺統合的一部分，並將一些聽覺訓練課程融入感覺統合治療之中。

　　聽覺系統可以說是非常早期便發展出來的系統，它的神經路徑在腦幹有許多的連接處，再加上它在孩子空間知覺發展中扮演重要的角色

（聽聲辨位，在武俠小說中，聽到樹葉沙沙作響便知道敵人的位置在哪裡），因此聽覺系統被認為與前庭、觸覺及本體覺系統之間有密切的關係。尤其是聽覺系統和前庭系統之間有許多的連結，這兩個系統也常被合稱為前庭－耳蝸系統（vestibulo-cochlear system），這兩個系統除了共享部分解剖上的結構（內耳迷路的骨性迷路）之外，它們的受器也都是以相似的方式在運作。我們已經在第 2 章中詳述過前庭系統和聽覺系統的解剖構造與生理功能，在此不再贅述。

　　而前庭系統和聽覺系統在功能上也有許多關聯，例如聽覺和運動覺在腦幹、視丘及邊緣系統都會被整合，因此，對聲音的定位（來自聽覺系統）加上適當的動作（一部分是來自前庭系統）可以幫助孩子去完成生活中大部分的活動。此外，艾爾斯博士也認為當孩子攝取豐富的前庭覺刺激時，他們的聽覺處理能力也會改進。所以在感覺統合治療中，除了使用一些治療性的聽力課程去增進孩子的聽覺處理之外，也會應用大量的前庭刺激，間接地去改善孩子的聽覺處理問題。法國的耳鼻喉科專家 Tomatis（1993）也和艾爾斯博士的想法一樣，他也認為聽覺系統和前庭系統訊息的整合，可以促進兒童在姿勢、語言、發展慣用手及保持自律神經系統平衡的功能。

　　當孩子在擁擠的遊樂場中，聽到媽媽在背後叫他的名字，他會知道那是媽媽的聲音並轉頭回應，這就說明了聽覺處理的過程，孩子不但「聽到了」也瞭解他聽到的聲音所代表的意義。兒童的聽覺處理能力，就是能夠透過中樞聽覺神經系統，有效率地去處理所有來源的聲音，包括對聲音的定位、分辨、確認、解讀、排序、篩選過濾、比較、與記憶比對……的過程。而令爸媽困惑的是，聽覺處理過程有問題的孩子，他們的聽力都沒有問題，甚至連針掉在地上的微小聲音都聽得見，但是他們卻無法在有很多聲源輸入的環境（例如百貨公司）當中去瞭解特定聲音的意義（例如不瞭解媽媽或廣播的聲音）。

　　而聽覺障礙孩子經常會表現出來的行為包括：

　　1.無法遵照成人的指令，這是最常被家長和老師指出的行為，孩子

也常會被認為是一個不聽話的小孩而受到處罰。

2. 很容易分心，注意力較短，孩子在學習的過程中很容易中斷並感到挫折。

3. 在較吵雜的環境中很容易感到困惑不安。

4. 對較大的聲音過度敏感，有時候也會排斥突發正常音量的聲音（例如突然打開電視機）。

5. 上課的時候常常發呆做白日夢。

6. 上課的時候總是坐不住、動來動去，有時候會很愛講話；一般的標準是孩子至少可以坐下來並注意聽 20 分鐘。

7. 缺乏時間觀念，常不能完成作業，或是下課時間不能準時回教室。

8. 討厭去上學，成績表現比較不理想。

9. 常常會焦慮緊張，脾氣較暴躁。

10. 動作較粗魯，喜歡唱反調。

11. 人際關係較不好，不喜歡和同學玩。

12. 對聲音的注意力不一致，有時候聽得到某些聲音，但有時候又聽不到。其實這類孩子的聽力是正常的，但是因為這些孩子的中樞聽覺系統本來就較缺乏效率，再加上外在的聽覺環境持續地改變，會讓他們對聲音的反應更不穩定。

13. 不一定會去注意新的聲音，也不會去注意重要的聲音。

14. 孩子需要較多的時間去瞭解別人在說些什麼。

15. 在學校常常會出現一些搗蛋或不受控制的行為，因此常會被認為是過動兒。孩子有時候會用一些異常的行為去吸引大人的注意。

　　當老師和家長發現孩子有上述的問題時，可以帶孩子去接受專業的檢查，有很多的儀器及評量工具可以幫助專業人員更加確認孩子的問題所在。而專業人員通常會透過孩子的行為表現來評估他的聽覺處理能力，常用的評估方式有：

　　1. 同時在他的雙耳講話，例如在右耳講「1、3」、在左耳講「2、

4」，然後要求孩子複述聽到的所有數字（不論是以什麼樣的順序都可以）。雖然這樣的方式較不能敏感地評估腦幹部分的功能，但是對大腦皮質卻具有相當好的偵測力。

2. 同時在他的雙耳講話，例如在右耳小聲的講「1、3」、在左耳較大聲的講「2」，然後要求孩子複述右耳聽到的所有數字，可以看出孩子是否能在具有競爭性的聽覺刺激中，去忽略比較不重要的聽覺刺激而集中注意重要的聽覺刺激。

3. 評估孩子單耳的功能，看看孩子單耳是否可以分辨不同頻率、速度或是強度的聲音。

4. 評估孩子雙耳的互動，例如在左耳和右耳呈現同一個字高頻率與低頻率的部分，看看孩子是否能將其整合為一個完整的字。有時候我們會快速交替的在孩子的雙耳講話，看孩子是否能將其整合為一個句子（例如「我要」→左耳、「帶你」→右耳、「去麥當勞」→左耳、「吃蛋捲冰淇淋」→右耳，看孩子是否能整合為「我要帶你去麥當勞吃蛋捲冰淇淋」），這個方式可敏感地偵測腦幹部分的功能。

三　介入方式

(一) 視覺空間處理能力障礙之介入方式

如同我們在本章第一節所提到的，視覺空間處理能力有問題的孩子，常常會有姿勢－眼球整合動作問題（postural-ocular movement disorder），例如對抗地心引力的肌肉張力較低（彎腰駝背、常常會抱怨很累）、姿勢的穩定性不好（常常摔倒、不容易保持平衡的姿勢）、不喜歡在趴的姿勢下進行活動、不太會做彎曲的動作（例如仰臥起坐時，頸部不能自如的彎曲、會將下巴先抬起來）……。由於這些能力受限，孩子無法有效地在空間中操作及使用物體，想像一下，當你把湯匙

掉落地面時、你會怎麼做？你一定是簡單的把身子彎向前並撿起來；但
是上述的這些孩子，他會離開座位、轉身、蹲下去、撿起來，然後再回
座。從這個例子，我們便可以看到孩子的動作是多麼缺乏效率及策略。

　　因此，我們是採取雙管齊下的方式來處理這些孩子的問題，也就
是一邊提供經過控制的感覺餐，而另一方面又不斷地挑戰他的姿勢控制
能力。在這裡要介紹 Koomar 及 Bundy（2004）兩位學者所建議的六大
項治療活動，我們會在各項治療活動中列出治療的重點或內容：

1. 發展抗地心引力的動作

(1)提供水平面的直線活動，例如在鞦韆上前後移動。

(2)提供垂直面的直線活動，例如在彈簧床上下跳動。

(3)儘量鼓勵孩子在趴的情況下進行活動，尤其是針對頭頸部肌
肉張力較低的孩子，在趴的姿勢下用手肘和前臂撐著進行活
動，可以訓練頭頸部和上背部的肌肉張力；而在趴的姿勢下
只以手掌支撐進行的活動難度最高。

(4)提供有阻力的活動，可以根據孩子的能力提供由小至大的阻力。

2. 發展彎曲的動作

(1)鼓勵孩子在有阻力的情況下進行彎曲的動作，例如孩子做仰
臥起坐活動時，治療師可以把手放在他的胸前，讓孩子必須
對抗阻力將頭及上半身抬起來。

(2)類似爬竹竿的活動，孩子必須手臂和下肢彎曲「黏」住竹竿
往上爬。

(3)練習從高的地方跳下來（但必須先做好安全措施），孩子下肢
必須採取彎曲的姿勢落地以保護自己。

(4)鼓勵孩子下肢彎曲，一併帶動上肢和頭頸部的動作，例如當
孩子躺在地面上用腳踢球時，久而久之他也會抬起頭來看看
自己踢球。

3. 發展重量轉移及身體旋轉的動作

孩子若能善用重量轉移及身體旋轉的能力，他的動作看起來會更流暢有效率；而感覺統合失常的孩子，他的動作中常缺乏適當的重量轉移和旋轉，所以動作看起來都硬梆梆的，跳舞的時候很像機器人。

　　(1)提供需要旋轉的活動，例如在鞦韆上轉來轉去。

　　(2)訓練單腳站立的動作，可協助孩子的重量轉移。

　　(3)訓練孩子做「不對稱」的動作，例如將放在身體右後方的球撿起來丟往左前方的目標。

　　(4)練習簡單的舞蹈動作或體操動作。

4. 發展交替性的動作

　　(1)鼓勵孩子上肢和下肢做不同的動作，例如吊單槓時，上肢必須是伸直而下肢必須是彎曲的。

　　(2)鼓勵孩子身體做不同的動作，例如釘東西時，一手必須固定而另一手必須做動作。

　　(3)鼓勵孩子做全身彎曲→全身伸直的動作，游泳就是一個最好的例子，孩子必須交替地彎曲及伸直身體以推水前進。

5. 發展平衡反應

平衡反應可以說是最高級的動作控制能力，因此當中樞神經系統受損時，也是最先被破壞的能力，感覺統合能力失常的孩子常會有平衡反應不佳的問題。

　　(1)在各種姿勢下（趴、坐、跪、蹲、爬）訓練孩子保持平衡的能力。

　　(2)提供富含前庭－本體刺激的活動，將有助於他的動作能力整合。

6. 發展眼球動作控制能力

孩子的眼球動作主要有兩種，一種是由前庭系統控制、用來代償

動作的眼球運動（如我們之前提到的旋轉後眼球震顫），另一種則是用來追蹤環境中物體的眼球動作。感覺統合異常的孩子通常很難將頭部和眼球的動作分離，他們在注視某個視覺刺激時，頭部也會跟著轉動，對他們來說，單純地轉動眼球似乎很困難。Moore（*1994*）提出前庭覺、眼球動作和頭頸部動作像是三重奏，其中一個部分受損，都會影響孩子產生適應性反應。因此，前庭覺好像是三角架，他可以穩定住照相機（頭頸部）以利視覺系統去注視某一特定目標。因此，凡是會刺激前庭系統、肌肉關節受器，甚至是觸覺系統的活動，都能夠協助視覺的發展，尤其當視覺處理失常部位是在腦幹時，改善的情況會更明顯。

(1)提供需要視覺動作整合之活動，例如將沙包丟到固定的位置；而讓孩子趴在鞦韆上前後移動並注視特定的視覺刺激，可訓練孩子眼球聚焦的能力。

(2)訓練孩子追視不同方向的視覺刺激（順序為：水平方向→右上到左下→左上到右下→垂直方向）。

(3)提供旋轉性的前庭刺激，例如讓孩子逆時針、順時針旋轉幾圈。

(4)訓練視覺刺激定位的能力，例如在黑暗的房間中以手電筒打光，要孩子注意視覺刺激的位置。

(5)吹泡泡等活動，也可以誘發孩子眼球注視的動作。

(6)提供富含本體覺的活動，尤其是**頸部**的本體覺輸入可以幫助頭部對環境做適當的定位，並且可以協調頭部、眼球和身體的動作。

(7)提供前庭覺刺激的活動。

在上述建議的活動中，我們可以看到「**趴姿**」是一個很重要的治療性姿勢，孩子在趴的姿勢下可以更清楚地看到周遭環境的物體；而對抗地心引力將頭及身體抬起所產生的大量本體覺刺激，可以傳遞至腦幹的部分促進感覺的統合；再加上這樣的姿勢異於孩子平日的姿勢，因此

會帶給孩子不同類型的前庭覺感受。

(二) 聽覺處理能力障礙之介入方式

艾爾斯博士指出，聽覺刺激最主要的目的是幫助孩子在空間中定位。聽覺處理和視覺處理一樣，都是多層次的處理能力，在**腦幹**部分輸入的聽覺刺激，和前庭覺、本體覺、觸覺與震動覺有密切的聯繫；此外**前庭神經核**也接受聽覺的輸入，並且可進一步整合前庭刺激與聽覺刺激。而語言能力的表達通常被視為是感覺統合的最終產物（適應性反應），而比起情緒、自尊等最終產物，語言能力比較容易被觀察與測量，所以也常被用來當作感覺統合治療療效的指標。而聽覺訓練的方式在歐洲已有使用好幾十年的歷史，在美國則是近十年以來才被一些職能治療師合併使用於感覺統合治療當中。

而聽覺訓練方式的濫觴為法國的托馬迪斯博士（*Tomatis, 1993*），他認為孩子會自動排除某些他不想聽到的聲音，例如當媽媽大聲罵孩子時，孩子可能會過濾掉一些刺耳的斥責聲，來保護自己免於受傷害，因此，聽力有困難的孩子不一定真的是聽力的問題。為了幫助孩子重新調整並得到平衡的聽力，托馬迪斯博士發明了一種聽覺訓練方式，方法是讓孩子聽一連串經過過濾與調整的聲音，以增進他們傾聽與分辨聲音的能力，而其中尤其強調高頻率的聲音，他認為高頻率的聲音可以幫大腦「充電」，對神經系統有很大的影響。托馬迪斯博士認為藉由刺激中耳的肌肉組織及內耳的前庭系統，可以改善孩子的聽力與學習問題，這和艾爾斯博士的想法不謀而合；而 Berard（*1993*）也根據相似的原理發展出聽覺整合訓練（auditory integration training），後期關於聽覺整合的訓練也多來自於這兩位學者的啟示。當我們可以整合感覺統合治療活動與聽力訓練活動時，其效果是加成的，聲音不僅可以刺激聽覺系統，它也會進　步去影響前庭系統。有許多的臨床經驗告訴我們：聽覺訓練可以讓孩子的感覺系統及早「各就各位」，減少孩子增進各式感覺統合能力（包括感覺調節、平衡能力、動作知覺、動作計畫能力、社會能力及

語言能力等）所需的時間，並可以增進孩子的學業表現（*Frick & Lawton-Shirley, 1994*）；而所有可提供前庭和本體覺刺激的活動都可以誘發孩子的聽覺處理能力表現；而語言表達有問題的孩子，常常會有口語運用能力障礙的問題，因此那些用來治療孩子運用能力障礙的活動，也很適合用來治療有語言問題的孩子。但是要記住，**這些方式只能用於治療聽覺處理有問題的孩子，而聽力損失的孩子還是必須採取積極的醫療**（例如配戴助聽器等）。而這些方式若是沒有合併感覺統合治療的活動，就只能被當作是一般性的感覺刺激活動。

而無論是視覺系統或是聽覺系統的問題，其本質都是相當複雜及專門的，必須依靠眼科專家、語言病理學家及聽力專家來做精確的評估及治療。如果孩子同時具有視覺和聽覺處理的問題，他們面臨的挑戰會更嚴峻，對於這樣的孩子，感覺統合治療會更加強調其他感覺系統的功能，其原則包括：

1. 促進觸覺的察覺與處理，並提供豐富的觸覺經驗：因為這些孩子在視覺與聽覺的處理上已有困難，因此加強觸覺系統的整合能力會是首要的治療目標。我們在理論基礎的章節也提過，每個感覺系統都會彼此影響，因此觸覺刺激雖然不是直接提供至視覺與聽覺系統，但是仍可影響這兩個系統的狀態。家長可以幫助孩子在日常生活中接觸並探索多樣的觸覺刺激，而這些觸覺刺激最好也和他的日常生活經驗相符。職能治療師也可以直接施行一些觸覺刺激，例如擦拭或摩擦皮膚，這些觸覺刺激會被傳送到大腦的許多地方。有時也可以給予震動覺，一些市售的美容按摩器就是很方便的震動覺來源，孩子可從其中獲得大量的觸壓覺及本體覺，而也能將部分的感覺刺激傳送到內耳的前庭系統。

2. 根據孩子的狀況，提供他可以忍受的前庭覺和本體覺刺激的活動。當孩子表現出不喜歡或身體不舒服的時候，便表示這樣的刺激太過度了。

3. 也可以直接刺激嗅覺系統，強烈的氣味會活化孩子大腦的網狀系

統以提高他的警醒程度，這樣孩子可以更加地注意環境；而一些溫和的氣味也可以安撫孩子的情緒狀態（類似香氛治療）。

4. 提供適當的姿勢：有雙重感覺處理障礙的孩子會特別害怕在空間中移動，而常常會保持固定不動的姿勢，因此可藉由提供適當的姿勢去加強孩子和環境中的互動，並且預防他長期使用不正常的姿勢。

5. 促進正確的姿勢控制與動作表現：儘量鼓勵孩子主動參與各式各樣的動作，例如讓他在鞦韆上自己晃動，若能在自然的情境中和同伴一起玩是最好的了。

6. 加強遊戲技巧：孩子必須透過遊戲和操弄玩具去瞭解外在的世界，並學習和外界的人、事互動，而雙重感覺障礙的孩子常常受限於能力而無法主動參加遊戲，長久下來也會變得很孤立，因此提供遊戲的機會和情境是非常重要的。

7. 協助他發展對環境的主宰力：孩子必須要知道他們可以控制環境的能力，以及和環境之間的互動關係，例如年幼的孩子可以透過因果關係的學習，去知道他們的行動會在環境當中產生什麼效果（例如按下電燈開關房間就會變暗）。

而不管是提供觸覺、震動覺、前庭覺或是本體覺，看起來好像很簡單，但其實大有學問。舉例來說，單是觸覺刺激，根據給予的強度及部位就會有興奮及抑制的作用，並且要仔細且不斷地觀察孩子的狀況，因此家長、老師或其他人員不宜貿然實施，必須由合格的職能治療師來執行。我們在最後一章也會提到一些治療實例。

第六章 感覺統合

功能異常篇 Ⅵ

大腦半球的
功能異常

汪宜霈

一 大腦半球的功能和特化

　　艾爾斯博士認為感覺統合異常是由皮質下結構異常所造成的，但孩子的學習障礙，追根究底必定有大腦皮質功能之異常。對大腦功能的瞭解肇始於對語言問題病患大腦功能之研究。1861 年時，布洛卡（Broca）檢查了兩個有語言表達困難患者死後的大腦結構，發現左大腦後額葉的部分有損傷，這個區域後來就被稱之為「布洛卡區」（Broca's area），與孩子的口語表達能力有關。而在 1876 年，韋尼克（Wernicke）發現腦子的顳葉損傷會造成語言理解問題，這個區域稱為「韋尼克區」（Wernicke's area），是在布洛卡區後下方的位置，這兩個區域就是大名鼎鼎的語言區。在那個時候，研究者很清楚地知道語言的中樞是在左大腦，再加上左大腦控制絕大多數人慣用手（右手）功能，因此大家會認為左大腦是「慣用腦」（cerebral dominance）。然而，隨著對右大腦功能的研究越來越多，我們現在知道左大腦和右大腦在某些功能方面是各司其職並互相合作，沒有哪一邊的大腦是比較強勢的，因此我們以「大腦特化」（hemisphere specialization）來取代「慣用腦」的名稱，表示它們分別具有特定的功能。而側化（laterality）指的就是孩子的各項功能和左、右大腦的關聯性，有些功能是和某一側的大腦緊密相關的（例如語言），我們就會說這個功能側化得很明顯；但有些功能則是平均由左、右大腦來掌管，我們就說此項功能側化不明顯。而「側化不明顯」並不等於「不適當的側化」，也不代表大腦功能有不成熟或是異常的地方，只能說該項功能由左右大腦共同掌管的部分較多。

　　讓我們看看以下兩個學習障礙孩子的例子：

　　　　小潔是一個三年級的害羞小女生，爸爸媽媽對她的語言發展一直覺得很擔心，她的語言發展一直比弟弟還要慢（尤其大家都說女生的語言發展會比男生快）。她在學校的時候很不愛講話，是標準的「省話一姐」；她常常聽不懂老師的問題

（尤其是較長及較複雜的問題），且回答問題的時候非常簡短，要她再多說都不可能，甚至會發脾氣；她也寧可用手勢和肢體語言跟別人溝通。除了語言表達之外，閱讀及聽寫對她來說也非常困難，尤其是在課堂上大聲閱讀課文是很痛苦的事。但是小潔在數理方面的表現還不錯，她對數字很有概念，也能正確估計物體的大小和體積，還會幫爸媽修理鬧鐘呢！

　　小玲是小潔的同班同學，但和小潔是截然不同的類型，她非常愛講話，當記者是她自小的目標，大家對她的印象就是「很愛講話」。但是和其他女孩不同的地方是：小玲很不會打扮自己，不是扣子沒對齊扣好，就是頭髮沒夾好，看起來有點不修邊幅。小玲的數學不太好，出去買東西的時候常常會找錯錢，也不太會看時鐘。小玲雖然能記得很多的細節，但是在組織條理上卻有很大的問題，因此學業的表現一直不太理想。令媽媽擔心的是：小玲很喜歡朋友，但是又常常不知怎麼跟別人相處，因此同學都不太喜歡她、還常會嘲笑她，但是小玲好像都不太知道同學拿她開玩笑，每天看起來都很快樂的樣子。

　　從以上兩個例子，我們可想像兩幅完全不同的景象，這兩個孩子分別呈現左大腦功能異常和右大腦功能異常的臨床樣貌。接著，我們就來談談左、右大腦不同的功能及其掌管的行為。

(一) 神經結構

　　左、右大腦除了掌管不同的功能之外，它們在結構上也有不一樣的地方。左大腦的功能區域比較集中、也就是說具有類似功能的區域會連接在一起，這樣的結構可以幫助孩子精確地去處理語言能力需要的

訊息。相對的，右大腦的功能區比較分散，功能不相干的區域會聚集在一起，可有助於處理看起來不相關的訊息，例如需要用到空間感的活動（必須同時判斷大小、方向……）。因為右大腦需要處理較多樣化的訊息來源，它就會比較依賴和大腦其他區域的神經連結來學習及維持技巧（*Rourke, 1988*）。

(二) 認知類型

左、右大腦以很不同的方式處理資料：左大腦是一步接著一步、順序性地處理訊息，因此對於觀察及分析訊息的細節較有利，也有助於孩子去記憶一連串的訊息（例如電話號碼）。而右大腦則是處理同時性及全面性的訊息，比較有利於觀察訊息的整體性。左大腦的問題解決方式是「按圖索驥」型的，會根據分析資訊的結果找出問題的答案；右大腦的問題解決方式是比較「福至心靈」型的，會同時想到好幾種可能的解決辦法。

不論是左、右大腦受傷的孩子，在畫圖都有很大的問題：左大腦受傷的孩子畫的圖會過度簡化，並忽略掉很多細節；而右大腦受傷的孩子雖然會描繪出很多的細節，但是會缺乏整體性。此外，右大腦受傷的孩子非常不善於模仿畫複雜的圖形，或模仿蓋積木，這就是我們在第 4 章提到的建構性運用能力障礙（constructional dyspraxia），這個問題通常也不會隨著孩子長大而改善（但相對的，左大腦受傷造成的畫圖問題會有改進的空間）（*Villa, Gainotti, & DeBonis, 1986*）。

(三) 知覺能力

和左大腦最相關的知覺能力便是語言的理解和表達，無數的研究都指出左大腦受傷會造成語言能力的障礙。而右大腦則是和處理非語言的訊息（包括別人的臉部表情、環境中的聲音、圖形和結構）有關，尤其是處理和空間觀念有關的訊息，包括積木、拼圖等活動。除此之外，右大腦受傷的孩子身體概念也較不好，進行需要用到身體概念的活動會有

問題，因此會有如同小玲一樣的穿衣能力障礙（dressing dyspraxia）。

　　雖然右大腦和語言功能較不相關，但研究發現右大腦受傷的孩子，講話的音調比較平淡、缺乏抑揚頓挫及節奏感（像機器人說話）。而這些孩子在轉達訊息或講故事時，通常就是把他們所聽到的照本宣科複誦一次，而不會重新整理。他們也常常不能理解別人講的雙關語或是好笑的笑話，因此也較不易融入於社會情境之中。

㈣ 學業技巧

　　左邊或右邊大腦受傷的孩子在閱讀方面都會有問題，尤其是左大腦受傷孩子的語言理解能力受損會更明顯，他在聽寫活動方面也表現得不太好、認字能力也比同儕來得差。在數學能力方面：左大腦受傷的孩子不論是在寫算式或是心算會有計算上的困難；而右大腦受傷的孩子雖然計算能力還可以，但是數學的推理和預估就不太好，而他以直式演算數學時也常會出錯，因為他的視覺空間能力受損會造成他無法正確排列及對齊數字。

㈤ 動作技巧

　　左大腦受傷會造成運用能力障礙（apraxia），患者無法執行之前學習過的活動、對於一些口語指令缺乏適當的回應，並且不能順暢地進行有步驟之活動；而右大腦受傷則無法維持穩定的姿勢及動作。不管哪一側大腦受傷，都會使得孩子在進行快速轉換活動時會有困難。

㈥ 情緒

　　研究者均認為左大腦和正向情緒有關，而右大腦和負向情緒有關，因此左大腦受傷的時候，孩子會比較沮喪、焦慮；而右大腦受傷的孩子則會出現過度冷淡或是過分快樂的情形。右大腦受傷的孩子也比較不能去瞭解別人臉上的表情，所以當媽媽氣得臉都綠了，他還是無法察覺媽媽生氣的情緒；而他們在表達自我感受上也會有問題。

　　每當我在學校中講授這部分課程時，學生在課堂上就會馬上自我分類了起來，把自己歸類為「左大腦型」或「右大腦型」，而坊間也有很多關於「左腦開發」、「右腦開發」的書籍。雖然這樣一分為二的分類方式聽起來很有趣、也很吸引家長，但是這種一分為二的方式會過度簡化大腦的功能。我們在前面也提到，孩子不論是在聽、說、讀、寫方面都會受到左、右大腦的影響，只是表現的型態會不太一樣。事實上，大腦的結構非常複雜，光是額葉、前後不同的部位就有不同的功能；再加上大腦皮質會和許多重要的皮質下結構連接，例如由腦幹連接到大腦皮質的神經途徑對大腦皮質功能來說就非常重要。因此，光是以左、右大腦來區分其執行的功能會造成很多的限制。而我們的日常生活活動都是大腦一起運作才能完成，例如看食譜學做一道新菜，就必須用到閱讀、理解、數學概念（知道一大匙的糖是多少）及各種問題解決能力，因此，我們不可能將日常進行的活動清楚地劃分為某個大腦區域的功能，只能說在進行所有活動時都必須依靠大腦的相互合作；而在進行某些活動時，大腦的某些區域會比其他區域來得活躍。

二　學習障礙兒童的大腦分化異常與處理

　　近期的研究發現，其實孩子的大腦在嬰兒時期就已經側化好、準備負責不同的功能，因此「側化」的能力並不會隨著孩子長大而發展，會逐漸成熟的是孩子的中樞神經系統。舉例來說、當孩子逐漸長大時、他會更明顯發展出慣用手，以前我們會以為這代表著孩子側化能力的發展，但是我們現在知道，這其實是顯現大腦功能的發展（側化早已完成），因此感覺統合並不會影響孩子的側化程度。

　　感覺統合強調的是增進大腦皮質下結構的感覺處理能力，而我們在前面的章節也提到感覺處理和大腦皮質之間的關係非常密切（例如：傳送至大腦皮質的前庭－本體感覺和孩子計畫與執行順序性的動作有關；而動作計畫能力也會同時受到大腦皮質和自體感覺處理功能之影響），

因此，當我們發現大腦分化異常的孩子合併有感覺處理異常問題時，感覺統合治療便能促進大腦皮質功能。然而，當我們發現孩子的大腦分化異常並不是由於不當的感覺處理所造成時，感覺統合的治療是無效的。

　　一直以來，大腦分化異常常被認為是造成孩子學習障礙的主因，然而至今仍無一致的結論，因為學習障礙的孩子所表現出來的樣子太過多變，很難去歸納出一個確定的結論，但無庸置疑的是，學習障礙的孩子無論是在左、右大腦可能都有功能異常的狀況。

㈠ 左大腦異常可能出現的學習障礙

1. 主要會出現語言方面的缺陷及閱讀的困難，複雜的數學計算方面也有問題。
2. 執行順序性的精細動作有困難，例如寫字、綁鞋帶、扣鈕釦。
3. 執行順序性的粗大動作活動有困難，例如跳舞及體育活動等。
4. 社會能力較不好、會比較孤僻，因為這些孩子無法以適當的方式溝通，所以會用比較激烈的方式去吸引別人的注意。

㈡ 右大腦異常可能出現的學習障礙

1. 無法整合及組織在學校學到的資訊，因此他常常抓不到課文的重點，不能舉一反三，無法由現有的資訊去聯想。
2. 時間觀念、金錢的概念及測量能力的學習很慢。
3. 看起來好像很會講話，但是仔細聽他講話的內容，不是一再重複、就是充滿了一些術語或是難懂的詞語（他自己可能也不瞭解其意義，只是從電視上或他人學來）。
4. 注意力較不集中。
5. 無法研判在什麼場合需用什麼方式去應對，所以也會逃避許多新的情境。
6. 需要用到視覺空間能力的活動都不太好，尤其是寫字及畫圖等活動。

7. 因為缺乏適當的身體概念，感覺在進行動作時會比較笨拙。

當我們進行感覺統合的評估時，我們常會一起評估孩子的左、右大腦功能，除了能讓我們更全面性地瞭解孩子的問題之外，更重要的是確認孩子的問題本質，以選擇正確的治療方式。如果是單純的大腦皮質功能受傷或異常，那麼感覺統合治療方式並不能對孩子產生實質的幫助，所以對於坊間宣稱「感覺統合可以讓孩子的大腦變聰明」的課程或機構，家長要特別小心分辨，以免花了冤枉錢；而對於單純大腦異常的孩子，職能治療師仍然能應用其他的策略來幫助他。我們就以表 6-1 來談談單純大腦損傷的評估及介入方式。

表 6-1　大腦損傷的評估與治療

左大腦	右大腦
・著重於語言理解、表達及閱讀能力之評估，這超出職能治療師的工作範疇，必須由專業的語言學家、特殊教育工作者來進行。	・職能治療師有許多現成的視知覺評估工具，可用來評估孩子的視覺空間能力。
・雖然感覺統合原意並非為這些孩子所設計，但感覺統合標準化評估工具（感覺統合與運用能力測驗，SIPT）中的一些次測驗，有助於評估孩子的左大腦功能，容第 8 章再談。	・雖然感覺統合原意並非為這些孩子所設計，但感覺統合標準化評估工具（感覺統合與運用能力測驗，SIPT）中的一些次測驗，有助於評估孩子的右大腦功能容第 8 章再談。
・職能治療師可以利用一些現成的動作功能評估工具或是觀察的方式，來檢視孩子是否有執行順序性動作的問題。	・職能治療師可以利用一些現成的動作功能評估工具或是觀察的方式，來檢視孩子是否有身體概念的問題（在空間中移動會有困難）。
・當孩子右側身體的能力表現遠落後於左側身體時，可能是一個徵兆。	・當孩子左側身體的能力表現遠落後於右側身體時，可能是一個徵兆。
・可參考使用魏氏智力測驗的分數，因為它會同時提供關於口語及非口語能力的資訊，這種可以同時呈現左、右大腦功能的測驗工具，最能提供有用的資訊，而此項評估工具則須由心理師來執行。	

・對於孩子表現出來的語言問題，必須由專業的語言學家、特殊教育工作者來訓練。	・職能治療師可訓練孩子的視覺空間能力。
・職能治療師可提供孩子練習順序性動作的機會。	・職能治療師可提供介入以改善孩子笨拙的情形。
・職能治療師可加強孩子右側身體的功能。	・職能治療師可教導孩子適當地表達情緒。

　　而因為大腦皮質和下皮質結構有緊密的相連（subcortical-cortical connections），因此左、大右腦異常的孩子的確容易伴隨出現感覺統合功能失常的問題，比起一般發展的孩子，他們很常出現觸知覺不良，或是前庭－本體感覺處理能力不好的情形（例如張力較低或是平衡能力不好）。在這種情形下，針對觸知覺或前庭－本體覺設計的感覺統合治療就很有幫助，但也僅能改善這類孩子出現的感覺統合異常問題，而無法去改善他的大腦缺陷（就像感覺統合治療可以改善自閉症兒童的觸覺防禦問題，但是不能「醫治」自閉症），因此最理想的治療方式，便是合併感覺統合治療及訓練特定動作技巧的策略。

第七章 感覺統合功能異常篇 V

不同身心障礙兒童的
感覺統合功能問題

王志中　陳秋坪

　　中樞神經的成熟和運作是感覺統合的重要基礎，較高階層的大腦皮質（cortical center）和抽象思考、知覺、推理能力、語言有相關；而較低階層的下皮質區（subcortical center）包括腦幹、視丘、前庭核、網狀活化系統……則參與整個感覺刺激的主動獲得、整合、刺激、調節之過程，唯有兩個階層整合，孩子才能夠表現出有效率的適應性行為，這中間若有任何一個環節鬆脫，就會造成感覺統合異常，而出現不佳的適應性行為表現。隨著造影技術進步帶動大腦研究熱潮，有越來越多的數據顯示某些孩子的問題行為（例如注意力不足、過動、情緒控制不佳……）似乎與腦內生理構造異常與功能異常有關，所以若能善加利用感覺統合等相關訓練，或許能改善中樞神經感覺整合功能，進一步修正其不佳的適應性行為。在此，希望藉由一些研究結果的統整，協助大家理解感覺統合異常的原因，也希望大家秉持大腦可塑性的信念，利用感覺統合適時介入，繼續引導孩子勇往直前。

一　自閉症

　　一般看到「自閉症」，最先聯想到的景象，應與美國精神醫學會出版的《精神疾病診斷與統計手冊第四版》（*The Diagnostic and Statistical Manual of Mental Disorders, DSM VI-TR*）中所列出的相關症狀（包括社交障礙、情緒問題、語言遲緩等）相去不遠。當我們進一步探究自閉症兒童所表現的一些異常行為，發現他們會出現感覺統合異常的狀況，例如無法接收或調節輸入的感覺刺激等，因此，感覺統合的訓練可以協助孩子改善部分因感覺統合異常所造成的問題。自閉症兒童因為感覺的接收、調節或是整合不佳所造成的問題包括下列幾項：

(一) 缺乏眼神注視

　　「我的孩子眼睛都不看東西，做事只憑感覺走」、「我的孩子看人都是一下下而已」，我們經常可以聽到自閉症兒童的父母如此描述他們

的孩子，除了成為自閉症兒童一個顯著特徵外，也是一個令人不知所措的困擾。舉例來說，看著對方的眼睛說話為基本的社交禮儀，若是眼神閃躲或飄搖不定，大概就會給人沒誠意、不值得信任的感覺，如此要建立所謂的人際關係可是難上加難；另外，很多學習都極度仰賴行為的模仿，譬如穿褲子、穿鞋子、洗澡，以及學校中的學習等，孩子若缺乏眼神注視，便無法模仿他人做出類似或正確的動作行為。

　　事實上，眼神注視能力在自閉症兒童發展早期就受到影響，包括眼神注視時間較短、頻率較低、注視的焦點會和一般孩子不同（例如看一個人的臉時，一般的孩子著重眼睛、鼻子等中心特徵；但自閉症兒童，則把重點放在頭髮、衣服或其他背景物品（*Trepagnier, Sebrechts, & Peterson, 2002; Dalton et al., 2005; Speer et al., 2007*）。

　　英國劍橋大學實驗心理學系的學者們（*Baron-Cohen, et al., 1999*）利用功能性核磁共振來比較高功能自閉症兒童和一般孩子在雙眼凝視他人眼神時之腦部活動，相對於一般的孩子，自閉症兒童不管是在前額葉或杏仁核的活化程度都偏低，但顳上回（superior temporal gyri）的活動卻異常活躍。而根據耶魯大學醫學院神經心理實驗室的 Allison 和 McCarthy（*2000*）所提出的，包括顳上溝、顳上回、顳中回和角回所構成的「顳上溝區」（superior temporal sulcus, STS）是專門負責分析處理眼球活動，尤其對眼神的社交含意最為敏感；因此，自閉症異常活躍的顳上回活動（過度敏感）反而不利於他去辨認別人眼神代表的意義。和一般的孩子比起來，當自閉症兒童在處理一些非預期的視覺刺激時（例如看完地圖後去實際找路），會發現他的右側後顳上溝活動量並沒有增加，而這個區域被認為可以幫助不斷調節修正「非預期」和「實際」視覺刺激差異（*Pelphrey, Morris, & McCarthy, 2005*），並將修正後的訊息傳至前額葉（*Castelli et al., 2002; Just et al., 2004*）。

　　注意力是學習的基礎，就像蓋房子打地基一樣，在此，先將與學習活動有關的注意力，做個簡單說明：

1. 持續性注意力

能夠在持續性或重複性的活動中維持相當時間的注意力，例如能夠坐在教室聽講、自己完成學校功課，或是安靜坐著欣賞表演等。

2. 選擇性注意力

能夠從紛擾的感覺刺激中，選取最重要感覺刺激的注意力。例如孩子坐在教室上課，可以忽略周遭無關緊要的訊息，如蟲鳴鳥叫聲或是黑板書寫聲，全神貫注於老師的教導內容。自閉症兒童的選擇性注意力不佳，所以在閱讀時，可能會對閱讀內容之外的物品呈現更濃厚的興趣；丟接球時，可能會注視球之外的物體。因此，會發現孩子常會過度執著於某些視覺刺激，例如轉動的電風扇葉片或是腳踏車的輪子。

3. 轉移性注意力

孩子可以將注意力順利地在兩個或多種刺激之間轉換，可以幫助孩子更有效率地進行活動。例如抄寫時，可以轉換黑板、書本和作業本之間的不同狀況；與他人對話時，可以跟得上時時變換的主題。而自閉症兒童因為缺乏這種轉移性注意力，會感覺他們比較僵化且難以被引導。

4. 分享式注意力

日常生活中，大部分的活動都需要同步進行，而且必須和諧一致，才能像交響樂演奏一樣行雲流水，所以孩子可以一邊聽講、一邊摘錄重點；也可以參與較複雜性的遊戲等。

而眼神注視和追尋的能力和注意力是息息相關的，根據 McDonald 和 Green（*2008*）所做的研究，發現在目標刺激出現之前，我們的眼睛就會先搜尋環境中的各種線索，以預測目標刺激可能出現的位置，這段期間，除了負責處理視覺訊息的枕葉活動度增加外，分辨視覺空間位置

和其他資訊的上下頂小葉也會參與，並與額葉、枕葉、下顳葉皮質合作以產生持續性注意力，直到目標刺激出現，以做進一步的處理；這個看似複雜的過程，就可用來解釋眼神注視、追尋與注意力環環相扣的關係。

而自閉症兒童的眼神追尋及注視能力是有很多問題的，目前已有大量研究證明自閉症兒童的小腦不若一般的孩子，例如小腦活化程度較低（*Fatemi et al, 2001; Lee et al., 2002; Gharani et al., 2004*），或是體積較小；而小腦蚓部（cerebellar vermis）被證實為專門調節眼球掃描和追尋能力（*Takagi, Zee, & Tamargo, 2000; Krauzlis & Miles, 1998*），因此不管是轉移注意力至新的感覺刺激、或是選擇注意重要的訊息，對自閉症兒童來說都是極大挑戰（*Akshoomoff & Courchesne,1992; Courchesne, et al., 1994*）。另外，自閉症兒童可能因為額葉體積過大（*Carper & Courchesne, 2000*）、頂葉神經元灰質數目減少（*Courchesne et al., 2001*）、或是前額葉局部腦血流量缺乏（*Ohnishi et al., 2000*），都會讓自閉症兒童看起來總是在發呆的樣子，或是無法持續注意重要的感覺刺激。

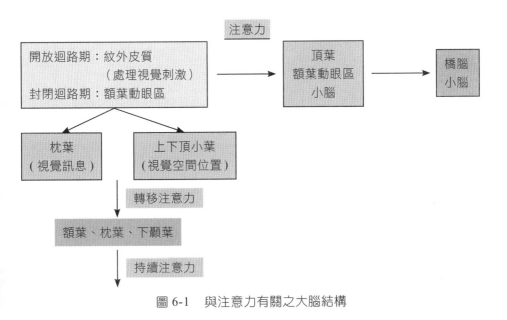

圖 6-1 與注意力有關之大腦結構

㈡ 固著性行為

　　有些自閉症兒童一回家就要把鞋櫃裡的鞋子全部排成跟昨天一樣、有的是每天上學路徑要如出一轍、有的是生活作息照表操課,而有的只接受相同的食物或玩具 ……,會讓人驚訝於他們如此「無法自拔」的狀況,這種旁人看來不可思議的千篇一律,可能是前扣帶皮質（anterior cingulate cortex）的反應監控機制出了問題:表示他們在行為後果不如預期時,無法發揮作用以偵測錯誤、並會釋放出許多誤差訊號（error signals）,因此即使是對的動作,也會被解讀成錯誤的動作,所以他們會不斷重複,以達最佳結果（Thakkar et al., 2008）。除此之外,研究人員還以擴散張量影像技術（diffusion tensor imaging）測量前扣帶與其他腦部區域的神經傳導情況,發現它的神經網路聯繫和互動也比較不好（Barnea-Goraly et al., 2004）,進而影響自閉症兒童在行為的認知控制能力與不知變通的刻板行為。

㈢ 自我刺激行為

　　常見的自我刺激行為包括斜眼或瞇瞇眼看東西,目不轉睛看著閃爍燈光或運轉風扇（視覺）、搖晃身體、點頭（本體覺）,撫摸、戳、捏自己或摩擦某些物品（觸覺）,聆聽同樣的音樂或無意義的聲音（聽覺）,與重複性的身體動作（運動覺）等,這些行為看起來都不具任何意義及目的,而且缺乏與外在環境的互動（Lovaas et al., 1987）。從生理證據來看,自閉症兒童會有這些沒有意義的行為表現,可能與幾個大腦某些區域功能不佳或發展受限有關。

　　德國漢堡薩爾大學醫院幾位心理學家（Freitag et al., 2007）,利用功能性核磁共振來觀察自閉症兒童對生物運動（biological motion）的知覺處理方式,結果顯示他們神經活化程度和反應時間,與一般孩子相較都是略遜一籌,尤其是顳葉、頂葉灰質區差異最大。

　　而以處理視覺刺激為例,視覺皮質區共有兩條視覺處理路徑,背

側路徑專責指引身體空間活動，並將視覺刺激傳遞至於頂葉；而腹側路徑和物體的辨識較有關，傳遞訊息至頂葉之後，還會繼續傳遞至杏仁核，並會產生相對應的情緒反應，一旦察覺重要刺激，就會趕快聯絡下視丘，產生瞳孔放大、流汗等（*LeDoux, 1992*）令人不愉快的「戰或逃」反應。而自閉症兒童為了迴避這種不舒服的感覺，就會避免從事某些激發腹側路徑的活動，轉向快速肢體動作如拍手等刺激周邊視覺之活動（*Hirstein et al., 2001*）。

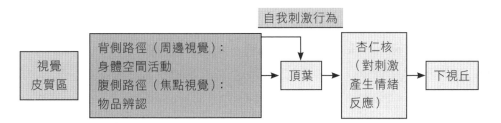

圖 6-2　引起自我刺激行為的神經路徑

(四) 動作能力落後

自閉症兒童無論是眼球動作、粗大動作或是精細動作的表現都可能不如一般孩子（*Koenig & Scahill, 2001; Rosenhall, Johansson & Gillberg, 1988*），Dewey 等人（*2007*）利用布坦尼氏動作精熟度測驗 ─ 簡短版（Bruininks-Oseretsky Test of Motor Proficiency-Short Form）來評估自閉症、發展性協調障礙（developmental coordination disorder），和注意力不足及過動症（attention deficit hyperactivity disorder）孩童的動作能力，結果發現自閉症兒童在動作協調技巧明顯落後其他兩組，而成為最不好的一群。

Landa 和 Garrett-Mayer（*2006*）的研究也是得到相同結論，他們在 87 位小嬰兒 6 個月、14 個月、24 個月大時，分別進行一系列的評估，包括穆倫早期學習量表（Mullen Scales of Early Learning）和自閉症診

斷觀察量表（Autism Diagnostic Observation Schedule）。結果顯示，所有小嬰兒在 6 個月大之能力表現，並無顯著差異，一直到 14 個月大，自閉症兒童除了在視覺認知（visual perception），表現差強人意外，其他方面皆不如正常族群；到 24 個月時，更是全面落後。這樣的情況亦可見於高功能自閉症兒童身上，學者們（*Noterdaeme et al., 2002*）分別找來 11 位高功能自閉症兒童、11 位表達性語言障礙者、11 位接受性語言障礙者和 11 位一般的孩子，結果顯示高功能自閉症兒童在包括粗動作、細動作、平衡、協調、口腔動作的五大功能表現，依舊不及控制組。

　　在 Freitag 與其同儕（*Freitag et al., 2007*）利用蘇黎世神經動作評量表（Zurich Neuromotor Assesment）評估 16 位年齡介於 14 到 22 歲的亞斯柏格或自閉症兒童，並與 16 位智商相符的正常人做比較，結果發現亞斯柏格或自閉症兒童的動態平衡技巧（dynamic balance skill）出現極大困難，有些還有交替動作障礙（diadochokinesis，例如無法順暢地做出將手掌翻面的動作），並會一直延續至成人期。而 Rinehart 等人（*2006*）則將焦點放在步態分析，他們找來 11 位平均年齡 5 歲 11 個月的自閉症兒童，針對其步態做質與量的分析，並和控制組做個比較，結果發現自閉症兒童不單在行走直線有困難外，其步長和步速差異性也非常大，還有手部擺動姿勢不正常的情形。因此，這些科學家認為自閉症兒童腦中負責運動協調的小腦，可能有與常人不同之處，所以他們特地使用核磁共振（MRI）來觀察自閉症兒童活動時小腦之變化，結果顯現自閉症與巴金森氏症有相似之處，也就是當他們執行活動時，神經路徑似乎會繞道而行，避開主要幹道，像是主要運動皮質區（primary motor cortex）（*Nayate, Bradshaw, & Rinehart, 2005*）；他們覺得自閉症兒童小腦境內的某些運動路徑（motor circuits），可能有程度不一的功能缺損，造成外在動作行為表現不佳。

　　而自閉症兒童的動作能力與活動會影響其認知表現，以下是一些支持性的研究證據：

1. 學習能力

伊利諾大學生物醫學影像中心 Kramer 博士，在 2006 年時做了一些活動與認知能力表現的研究，他表示活動可以增強大腦功能，因為：

(1)活動可促進血液攜氧能力，可增加腦內含氧量，進一步幫助新細胞的生長。

(2)活動會促進大腦滋養因子──BDNF 的釋放，同時啟動位於海馬回中與 BDNF 分泌有關的基因，如此良性循環之下，BDNF 濃度增加，不僅促進新細胞的產生，還有助於突觸可塑性。

(3)活動可促進神經傳導因子如多巴胺、血清素等釋放，以幫助認知學習。

(4)活動可減少壓力性荷爾蒙的分泌，避免與記憶能力有關的海馬回細胞受到傷害。

到底什麼樣的運動可幫助孩子的大腦發揮最大的學習功效呢？有些學者推薦結合生理訓練、心智挑戰及社交功能的運動為佳（例如打躲避球、團體遊戲，或與朋友一起跳房子等），而新奇的活動更有幫助，因為大腦在學習新事物時，會不斷重新組織神經網絡，使得學習變得更加觸類旁通及有效率。

2. 口語溝通

Dyck 等學者（*Dyck et al., 2006*）的研究發現，自閉症兒童的粗細動作協調能力與語言發展有相當程度的關聯；而 Stone 和 Yoder（*1997*）研究自閉症兒童的動作模仿能力（包括肢體動作的模仿、對有意義動作之模仿及對無意義動作之模仿），發現肢體動作之模仿能力跟表達性語言有相關；而後續的研究也發現孩童本身的動作模仿能力果然成為未來口語發展的可靠預測因子（*Stone & Yoder, 2001*）。類似結果也出現在 Charman 等人（*2003*）所設計的實驗中，動作模仿同樣是可信度頗高的相關預測因子，所以他們建議動作模仿應該是自閉症兒童早期療育的加

強重點之一。

　　Toth 等人（ *2006* ）更進一步將動作模仿細分成立即模仿（示範完馬上要求他模仿）和延遲模仿（示範完過一段時間再要求孩子模仿），以瞭解這兩種模仿能力，是否對個人語言能力之影響也有所不同。結果發現自閉症兒童 3 到 4 歲的語言發展和立即性模仿能力高度相關；而延遲性模仿則與 4 到 6.5 歲時期的語言發展密不可分，甚至還是有效的預測因子。因此，若是給予自閉症兒童適當的動作訓練，當他的動作表現越純熟、越靈巧、越敏捷時，其語言程度、認知能力都可能改善。

二　注意力缺損／過動症

　　「分心」、「衝動」、「過動」可說是注意力缺損／過動症兒童的三大臨床特徵，雖然每個孩子症狀表現不一，但似乎會有類似的行為問題，譬如說賴床、寫功課時拖拖拉拉、愛搶話、插隊、吃東西時狼吞虎嚥……。孩子並不是不知道自己的問題，但似乎都無法克制自己。

㈠ 注意力不足

　　對注意力缺損／過動症孩子而言，他們對別人的興趣永遠大過於自己正在進行的事物、寫功課時像一條蟲動來動去、沒有一天按時完成功課、早上又賴床……他們的爸媽常常感到無比的筋疲力盡，親子之間的關係也非常緊張。

　　而這些孩子似乎總無法持續專注在某件事情上面，Robertson 等人（ *1997* ）認為，持續性注意力和大腦中的額葉、頂葉最為有關，其相關構造包括：

1. 右外後側前額葉皮質、右下頂葉皮質：與持續保持注意力有關（ *Fassbender et al., 2004; O'Connor et al., 2004* ）。

2. 前扣帶、基底核、視丘：與控制及協調注意力有關（ *Konrad et al., 2006* ）。

3. 網狀活化區和藍斑核（locus coeruleus）：與警醒程度有關（*Coull, 1998; Sturm et al., 1999*）。

而根據相關研究，注意力缺損／過動症孩子在這些部位所呈現的解剖或生理功能，與一般比較確有不同，包括：

1. 兩側前額葉體積不足（*Mostofsky et al., 2002*）。
2. 頂葉－枕葉白質量較低（*Filipek et al., 1997*）。
3. 下頂葉灰質區密度較高（*Sowell et al., 2003*）。
4. 尾核、被殼、小腦體積較小（*Castellanos et al., 2002*）。
5. 前扣帶活動過低（*Durston et al., 2003*）。
6. 前額葉、右頂葉功能不彰（*Bush et al., 2005*）。
7. 腦波圖數據如 θ 波增加、β 波減少，亦可看出這群孩子警醒程度較低（*Lazzaro et al., 1999*）。
8. 一些神經傳導因子（例如調節體內警醒程度的血清素、正腎上腺素）含量較低（*Sheehan et al., 2005; Madras et al., 2005*）。

(二) 衝動

衝動可以讓我們把握稍縱即逝的大好機會，也可以讓我們鑄下終生後悔的大錯，這種利弊參半的人格特質，在注意力缺損／過動症孩子身上則多偏向招致不良後果，如飆車和酗酒等，他們在下列兩方面都可能出現問題。

1. 衝動行為（impulsive action）

衝動控制應是體內一種主動抑制機制，專門控制自己對一些誘因（如食物）衍生的強烈欲望，以避免產生有不良後果的行動，而衝動控制差的孩子就是缺乏這種克制能力，因此看到紅燈，還是照樣衝過去；排隊時總是要搶第一。

2. 衝動選擇（impulsive choice）

是指當孩子完成一件事，他能從兩種方式擇其一作為報酬：一為做完馬上給、但只有一元；一為做完後五分鐘給、但有 10 元。一般的孩子多寧願選擇等待以獲取較多或較大的報酬，但注意力缺損／過動症孩子則總是迫不及待選擇最快得到的回饋（*Winstanley, Eagle, & Robbins, 2006*）。

與衝動行為相關的神經結構及生理基礎包括下列幾部分：

(1)前額葉皮質（prefrontal cortex）：近期的神經心理學研究已經大致歸類出前額葉皮質數個重要功能，而注意力缺損／過動症孩子可能因為前額葉皮質功能不彰，而經常發生決策錯誤、出現脫離常規的行為（*Bechara et al., 1999*）；而若是右側額下回（right inferior frontal gyrus）損傷，衝動行為就會像脫韁野馬般，無法駕馭（*Aron et al., 2003*）；另外額葉－紋狀體若有異常活化的情況，可能也會影響其衝動控制能力（*Vaidya et al., 1998*）。

(2)基底核（basal ganglia）：基底核，最為人熟知的幾個部位不外乎尾核、蒼白球及被殼等，扶隔核（nucleus accumbens）則較少被提及，這個部位除了擔當獎賞相關行為的調節重任外，也與負責目標導向行為及評估情緒刺激有關。所以，它不僅接收額葉皮質、海馬回、杏仁核傳來的訊息，亦投射訊號到被殼、尾核、視丘等，這樣錯縱複雜的神經網路，都顯示扶隔核及邊緣系統確有改變行為的作用力（*Alexander, Crutcher, & DeLong, 1990*），注意力缺損／過動症孩子或許若是尾核或扶隔核體積較小，就會影響他自我控制的能力（*Rubia, 2002*）。

(3)多巴胺（dopamine）：有很多報告指出多巴胺系統功能障礙可能是造成衝動及過動的原因（*Durston et al., 2003*）；多巴胺運轉因子則除了影響尾核大小外，與大腦局部血流量也有關聯

（*Rohde et al., 2003*），所以現階段治療注意力缺損／過動症也多以調節神經傳導因子（如多巴胺、正腎上腺素）之藥物──利他能等為主。

(4) 血清素（serotonin）：血清素含量要是不足，行為抑制能力就會跟著減弱，孩子就容易出現衝動行為，而研究發現注意力缺損／過動症孩子體內負責生產血清素運轉因子（*Retz et al., 2002*）或接受因子的基因（*Quist et al., 2003*），似乎都有許變異之處，因此使得腦脊液內血清素代謝物 5-HIAA 濃度降低，進而表現出衝動行為（*Linnolia et al., 1983*）。

表 7-1　與衝動行為有關的大腦區域或神經傳導物質及其影響層面

大腦區域與 神經傳導物質	影響層面			
前額葉皮質	視覺額葉皮質：決策錯誤。 右側額下回：衝動行為。 額葉紋狀體：衝動控制。			
基底核	額葉皮質 海馬回 杏仁核	→ 扶隔核	獎賞行為 目標導向行為 評估情緒刺激事物 自我抑制	→ 被殼 尾核 視丘
多巴胺	多巴胺第四形受體：前額葉灰質體積。 多巴胺運轉因子：尾核大小、大腦局部血流量。			
血清素	血清素運轉因子異常→腦脊液血清張素代謝物（5-HIAA）濃度降低→衝動行為。			

(三) 過動

按照《精神疾病診斷與統計手冊第四版》中之描述，過動包含無法遵守規定坐在椅子上、無法安靜地參與遊戲、跑來跑去、動個不停 ……，表示其執行功能（executive function）和抑制能力都有所缺

損，除了與前額葉皮質、基底核的尾核、被殼等異常有關之外，尚包括下列構造：

1. 顳葉（temporal lobe）

視覺刺激會經由主要視覺皮質區和視覺聯合皮質區傳送至顳葉整合，以產生有意義的視知覺，若注意力缺損／過動症孩子顳葉體積變小或灰質數量不夠，參與活動時所需的視覺注意力可能會受限（*Wang et al., 2007*），如果再合併右顳葉異常（*Zametkin et al, 1993*），其聽從指令的能力降低，孩子便無法按部就班融入活動。

2. 頂葉（parietal lobe）

體積縮小（*Wang et al., 2007*）與葡萄糖使用度下降（*Zametkin et al, 1993*），同樣見於過動孩子的頂葉區，因此一些與動作有關的視覺空間、運動訊號之處理較缺乏效率，孩子會像隻無頭蒼蠅、動個不停以尋找目標刺激。

3. 胼胝體（corpus callosum）

胼胝體是左右大腦半球互通有無的重要通道，若是容量減少或神經元數目異常，就會引起過動等行為症狀（*Castellanos et al., 2002*）。

表 7-2　與過動等異常功能表現有關的大腦區域

大腦區域	異常處	外在功能表現
顳葉	體積變小 灰質數量不夠	視覺注意力受限
	葡萄糖使用率異常	影響指令聽從性
頂葉	體積縮小 葡萄糖使用率下降	影響視覺空間運動訊號的加工處理
胼胝體	容量減少 神經數目異常	過動行為

㈣ 觸覺防禦

　　孩子若能以漸進適當的方式，調整組織各種感覺刺激如觸覺、聽覺、嗅覺、前庭覺之能力，不僅可以有助於他們從容面對生活中的挑戰，還能提升與環境互動的效率，在其生活品質扮演關鍵性角色。若孩子總是對一些無傷大雅的感覺刺激，出現過度反應包括逃避、防禦等，就會剝奪他們經歷正常的感覺經驗；很多注意力缺損／過動症孩子有這方面的問題，其中以觸覺防禦占最大宗，他們常常因為別人無意碰觸而想打架，或食物、衣料不投其所好而大發雷霆。以色列希伯來大學職能治療系、生理學系和心理系幾位學者共同進行的研究發現：他們的研究個案中，三分之二的注意力缺損／過動症孩子會出現觸覺防禦，他們也認為觸覺防禦甚至感覺調節受損，都是中樞神經處理過程發生問題所造成，包括神經抑制系統遭到破壞，例如中樞神經傳導抑制物質，包括 γ-胺基丁酸（γ-aminobutyric-acid, GABA）含量不夠，或腦部血液灌注不足。

　　年幼時期的觸覺經驗，對於日後神經系統功能、動作發展、壓力適應、情緒發展（依附、調節、探索、學習）占有舉足輕重之地位，因此注意力缺損／過動症孩子若又有觸覺防禦，則更加不利孩子成長。

㈤ 動作協調能力受限

　　注意力缺損／過動症在學齡兒童中發生率大約為 3-5%，其中約有50% 也會合併動作協調問題，甚至可以符合發展性協調障礙（DCD）之診斷標準，其中又以書寫能力不佳最為直接地影響學業活動。

　　荷蘭北部格羅寧根大學醫學中心（University Medical Centre Groningen）小兒科醫生等人（*Flapper et al., 2006*），利用兒童動作評估測驗（Movement Assessment Battery for Children）中一項專門分析寫字功能的測試，來測試注意力缺損／過動症在書寫方面所遭遇之困難，包括施力方向、大小等；同時也進行質的評估，譬如觀察孩子寫下的 5 個

句子，依照所謂字跡工整度予以評分。與同儕比較的結果，發現這些孩子的書寫能力，雖然寫得很快（以速度取勝），卻品質低落且錯誤百出。作者表示一般孩子在書寫時，會不斷利用視覺回饋修正動作，以求最準確之筆觸，所以慢工出細活；相反地，實驗組孩子一心求快，並不注意修正錯誤、看起來就很潦草。

而這群孩子看起來總是一刻不得閒，讓人覺得體能活動對他們而言簡直就是游刃有餘，但真是如此嗎？日本廣島大學健康科學院研究人員（*Kaneko & Okamura, 2005*）分別利用兒童動作評估測驗、日本版社會成熟量表、哈特兒童自我認知量表，來評估國小 3-6 年級過動兒的表現，結果顯示，孩子在粗大動作的表現也是嚴重落後。

事實上，過動兒在餐桌禮儀、房間整理等較需注意力的日常生活活動，大抵也都是草草了事，所以常常沒將飯吃乾淨、抽屜中亂塞東西、洗澡也是草草了事……。這些讓父母頭痛萬分的脫序表現，或許是其自我控制及注意力不佳，也或許是因為其動作功能不好，若是家長總是代替他完成活動，不僅孩子喪失練習機會，也因從未體會過完成活動的成就感，對自我價值不免會有所懷疑。這些負向的影響可能會延續至他們成年，因此，注意力缺損／過動症雖然沒有明顯的智力及動作缺損，但是在成年後的社會生活中卻是屢屢受挫，例如常常換工作，或是無法和異性維持穩定的關係。

三 發展性協調障礙

發展性協調障礙的主要臨床表徵分為幾類：
1. 姿勢控制能力不足：平衡能力及手部功能不佳。
2. 動作學習困難：動作計畫、控制及學習有問題（*Geuze, 2005*）。
3. 感覺動作協調問題：無法進行順序性的動作、缺乏預測及適當的動作策略。

這些孩子的動作品質除了追不上實際生理年齡，還與其智力水準

不相稱，Wilson 和 McKenzie（*1998*）發表的研究便說明這類孩子的視知覺能力較不好，尤其是視覺空間能力的缺損更明顯（*Wilson & McKenzie, 1998*）。

　　就現階段看來，發展性協調障礙的大腦研究並沒有很明確的結果，最多只能仰賴一些間接證據加以推斷，在此，整理出兩個較有關聯性的部位：

(一) 小腦

　　動作的協調、控制、平衡、計畫、學習都與小腦有關，澳洲科廷科技大學（Curtin University of Technology）實驗心理研究中心的學者們（*Pike & Skinner, 1999*）發現發展性協調障礙兒童小腦中的時序控制機制（timing）可能出了問題，所以他們常常無法在適當的時間點進行適當的動作。

(二) 基底核

　　自主、有目的的動作在運動皮質將訊號傳到腦幹、脊髓運動神經元前，都需經由小腦和基底核做一番修飾（如協調肌肉的收縮時間、力道、順序等），才能成就一場完美的動作演出。基底核必須過濾、抑制不相干的訊號，動作才能順利進行，尤其是高難度的動作更需仰賴基底核的幫忙（*Groenewegen, 2003*）。而發展性協調障礙孩子可能因為基底核的功能不佳，會出現一些多餘、非自主的動作（*Mink, 2001*）、在動作的順序上出了差錯，或是抓不到適當的時間點進行動作，所以感覺們的動作品質永遠就是差了那麼一點（*Bolam et al., 2000*）。此外，其他中樞神經系統如腦幹、視丘的功能也可能與其動作表現相關，希望藉由更深入、更廣泛的研究，可以幫助我們更加瞭解動作協調障礙的機制，進而產生因應之道（*Hikosaka et al., 2002*）。

四　腦性麻痺

　　雖然感覺統合原意並非是為了有明顯中樞神經系統損傷（例如腦性麻痺）所設計的，而腦性麻痺孩子也是以動作障礙為其主要的臨床特徵，但是腦性麻痺的兒童除了常合併出現感覺系統的缺損之外（例如斜視），並在感覺的攝取、接收、分辨及整合方面遭遇莫大的問題，而會進一步的影響他們的警醒程度、注意力、動作及動作計畫能力等。腦性麻痺兒童所出現的姿勢及動作問題常常會妨礙他們進行感覺的處理，這些姿勢動作問題包括：

(一) 肌肉收縮不協調

　　所有動作的產生都必須依賴肌肉協調性的收縮，例如要拍掉臉上的髒東西時，除了手腕伸直肌、彎曲肌交替收縮外，其他還有二頭肌收縮、三頭肌放鬆、肩膀肌肉群收縮固定……，若中樞神經受損，這一個簡單的動作可能會變成打自己一巴掌（*Leonard & Hirschfeld, 1995*）。

(二) 預期動作能力不佳

　　一般孩子若要搬起地上一個看起來大又重的箱子前，會先將骨骼肌肉系統放在預備好的姿勢，然而當發現裡面空無一物時，骨骼肌肉系統又會調整為另外一種狀態；腦性麻痺兒童因為缺乏大腦皮質控制及感覺回饋受損，導致預期動作能力不佳，對一些需要順序完成的操作技巧影響尤鉅（*Gordon and Duff, 1999*）。

(三) 姿勢控制不佳

　　一般孩子遇到姿勢變動時，因應的肌肉活化方向是由遠端到近端肌肉群，所以要跌倒時會趕快跨步出去或先伸手撐住（手和腳都屬於遠端肌肉群）；不過腦性麻痺兒童剛好相反，會先讓身體「僵」住，然後像塊木頭直直落下（身體是近端肌肉群）（*Brogren, Hadders-Algra, & Forssberg,*

1996; O'Sullivan et al., 1998）。

(四) 肌肉張力不正常

肌肉張力不正常可以說是腦性麻痺兒童最顯著的特徵，腦性麻痺兒童的張力會隨著活動而有起伏，也可以說是影響腦性麻痺兒童動作最大的原因（*Mayston, 2001*）。

(五) 肌肉力量不足

腦性麻痺兒童因為無法以正確的方式進行動作，所以肌肉群缺乏正確的回饋及適當的練習，「用進廢退」，長期下來會造成孩子的肌肉力量不足（*Damiano & Abel, 1998*）。

(六) 缺乏獨立性或選擇性動作

腦性麻痺兒童肌肉收縮多為群體性的（例如手彎曲拿筆時，上肢所有的關節都會跟著彎曲），但大部分的功能性動作都是屬於獨立性及選擇性動作（也就是各個關節做不一樣的動作）。

(七) 感覺問題

腦性麻痺兒童常常會伴隨感覺缺損，例如合併視力、聽力或其他感覺系統的問題。而這些感覺缺損經常會造成他們產生知覺缺失（例如視知覺功能不佳）。

上述腦性麻痺兒童的感覺動作問題，均會對感覺統合三大系統處理感覺訊息的能力產生負向的影響（見表 7-3）。

而腦性麻痺兒童的感覺處理能力異常包括：(1) 感覺調節異常：感覺調節異常的孩子對感覺刺激的反應很不一致，有時候是過度敏感，但有時又對該刺激完全沒有反應；(2) 感覺分辨異常；(3) 感覺登錄異常或是對感覺刺激不夠敏感：感覺登錄異常的孩子無法專心完成活動，總是

會覺得反應慢半拍，甚至缺乏反應，也會比較沒有精神。而不論是感覺調節異常或是感覺登錄異常，都會影響孩子的警醒程度和注意力，因此會進一步妨礙他們的學習。

表 7-3 不同感覺系統對動作功能之影響

	觸覺系統	本體覺／運動覺系統	前庭覺系統
不正常的肌肉張力		・不當的肌肉活動產生的本體覺回饋無法幫助孩子去修正他們的動作。 ・影響身體概念的發展。	
不正常的動作類型或是姿勢控制能力不佳	・會限制孩子觸覺刺激的攝取與環境的互動。	・不正確的動作回饋會強化不正常的姿勢和動作。	・較貧乏的動作經驗會影響孩子的視覺及前庭系統，造成其對身體在空間中的察覺能力受限。
肢體不對稱	・提供給身體兩側的感覺回饋不同。	・不對稱的感覺訊息會影響孩子身體兩側整合的能力。	・不對稱的頭部姿勢會影響孩子對前庭及視覺刺激的接收，讓孩子在瞭解及詮釋動作上有困難。
不適當的承重方式	・會造成身體某部分長期被壓迫而影響觸覺刺激的攝取。	・不正確的身體排列方式會提供錯誤的本體覺。	

而針對其不同的感覺統合異常問題，一般性的治療原則為：

1. 可利用不同類型的前庭與本體刺激、深壓覺來改變孩子的警醒程度，要記住每個孩子所需的感覺刺激不同，例如同樣是搖晃的刺激，有的孩子會變得更想睡，而有的孩子則會更興奮，所以必須根據孩子的反應來調整感覺刺激的強度及型態。

2. 可以利用具有喚醒（輕輕的觸碰孩子、搔癢）或是安撫性（拿大型的治療球在孩子的背上滾動、或讓孩子抱住大被子）的觸覺及本體刺激來增加孩子對觸覺刺激的敏感度。

3. 對於觸覺分辨能力不佳的腦性麻痺兒童，必須在他的動作經驗中加入不同的觸覺刺激，例如可以要求他丟擲不一樣材質的球（塑膠球、皮球、布球等），重要的是必須給予他們足夠的時間去產生適當的動作反應。

4. 具有阻力性或是需要孩子對抗地心引力的動作，最適合用於治療本體－運動覺有缺陷的孩子，例如可以要求孩子推重的物體，有時也可以利用一些會震動的玩具提供本體－運動覺的刺激。

5. 對於前庭刺激過度敏感的孩子，可以同時提供他們直線性的前庭刺激（例如在鞦韆上前後晃動）及本體刺激。注意的是必須提供孩子足夠的安全感，並在一開始時可以較慢的速度給予刺激。

6. 對於前庭刺激較不敏感的孩子，可以懸吊器材提供不同的活動，但是腦性麻痺的孩子有可能會因此出現不正常的動作型態、過高的肌肉張力，甚至抽筋的狀況，治療師必須密切觀察他們的反應。因此，在沒有治療師監督及諮詢的環境中貿然替腦性麻痺的孩子施行感覺統合治療，是極具危險性的。

7. 治療環境不能一成不變，新奇的環境與變化可以增加孩子的警醒程度及探索。

五　結論

　　不管是針對何種類型的身心障礙兒童，感覺統合治療的重點都十分強調大腦的可塑性。神經元一方面像皮膚細胞，經歷新生、衰敗、凋亡，唯有不斷給予刺激，才能提高存活率；一方面又像大樹，不停地開枝散葉，但為了應付更多新奇及高難度的挑戰，又會去蕪存菁。所以，對於中樞神經異常的孩子來說，可藉由感覺統合等相關訓練，激發內在

驅力，促進其主動模仿、主動學習，並幫助他們產生適應性行為。想想看，我們都可以活到老、學到老了，更不用說潛力無窮的孩子們呢！

第八章 感覺統合
功能評估篇

汪宜霈

一　感覺統合功能評估

從前面的章節中，我們已經看到感覺統合功能異常會對孩子的日常生活及角色產生巨大的影響，因此，對感覺統合功能之評估需全面性地去檢視孩子的日常生活功能及情境，也就是我們一般常稱的「由上而下的評估方式」。在傳統的「由下而上的評估方式」中，我們會先評估並加強孩子的基本能力，例如肌肉力量、平衡感、認知能力等，但是這樣的方式常會造成「一加一不等於二的現象」（*Burton & Miller, 1998; Trombly, 1993*）。舉個例子來說，我們常常會訓練孩子走平衡木，當孩子熟練在平衡木上行走時，並不意味著他可以進行日常生活中需要平衡感的活動（例如跳格子、騎腳踏車等）。換句話說，也就是評估介入內容和實際日常生活功能有落差。而「由上而下的評估方式」則是先評估孩子在真實的生活情境中執行某些日常生活活動上（如前例：孩子無法進行需平衡感之遊戲及活動）之困難，接著再進一步去探索是什麼樣的問題（例如：感覺統合功能異常）造成孩子的困難。這樣的方式可以將評估的結果當作治療的最終目標（例如：增進孩子的功能性平衡能力），而訓練內容也會和日常生活功能緊緊相扣（*Burton & Miller; 1998; Coster, 1998*）。

感覺統合功能評估必須是多方面的，因為我們評估及治療的不僅是孩子本身，還與他的家庭及所居住的環境密切相關。雖然我們曾提過不同類型感覺統合功能異常兒童所會出現的行為特徵，然而，感覺統合的評估仍是需要專業的職能治療師或物理治療師來進行的。而治療師們會利用不同的方式來進行評估，包括使用標準化的評估工具及觀察會談的方式，本節我們將先討論使用觀察會談的評估方式。

(一) 會談

通常會將孩子轉介進行感覺統合功能評估的「那個人」，都是比較瞭解孩子狀況者，包括爸媽、其他照顧者或是學校老師等。而透過與他們的會談，治療師可以獲得許多有用的資訊。因此，當他們開始談到孩

子有什麼樣的問題和困難時，便是我們評估的開始；接著治療師可以進一步去確認他現在的問題，以及這些問題是否由感覺統合異常所造成。例如媽媽會談到幫小雯洗頭是多麼痛苦的一件事，因為她會拼命掙扎、甚至大聲哭鬧，這樣的資訊告訴我們小雯「可能」有觸覺防禦的現象，治療師會利用他的臨床推理技能去拼湊轉介者帶來的線索；當然，孩子的問題常常不是像小雯那麼明顯，可一眼參透，因此還需配合其他的評估方式以求最正確的評估。

　　此外，爸媽可以告訴我們孩子的發展史，這是非常有用的資訊，可看出孩子是否有感覺統合功能異常的早期徵兆。例如，爸媽說小杰從小學習穿衣服、剪刀、畫圖等活動總是比較慢，那麼我們也可以合理推測他「可能」有運用能力障礙的問題。而當爸媽用力回想他們孩子的發展狀況時，總是會突然發現他們的孩子「其實一直都有點怪怪的……」。而與家長或老師的會談，也可以讓治療師瞭解造成孩子問題的真正原因，例如孩子的上課不專心或情緒不穩定其實是由轉學造成，而非肇因於感覺統合功能異常。

(二) 問卷及量表

　　讓熟悉孩子狀況者填寫問卷及量表，有助於我們更加確定孩子現在的問題、此問題發生的時間，並設定治療目標的優先順序。感覺統合功能問卷及量表大多著重於瞭解孩子在感覺處理的歷史，艾爾斯博士有一些未出版的量表，用於詢問家長孩子是否有出現感覺統合功能異常的狀況（例如：很喜歡旋轉的活動，或是避免用雙手做活動等）。而目前經過嚴謹研究，被認為具有信度、效度之感覺統合功能之相關量表有：(1)「感覺功能評量表」（Sensory Profile）（*Dunn, 1999*）：有個別為嬰幼兒（*Dunn, 2002*）、兒童（*Dunn, 1999*）及青少年與成人（*Brown & Dunn, 2002*）所設計的評量表；此外也有「簡短版感覺功能評量表」（Short Sensory Profile）：包括聽覺、視覺、味覺／嗅覺、動作、肢體姿勢、觸覺、活動力及情緒／社會等八個向度的感覺處理能力；(2)「感覺處理評估表」

（Evaluation of Sensory Processing）（*Parham & Ecker, 2002*）；(3)「感覺量表」（Sensory Rating Scale）（*Provost, 1991*），但這些量表都較侷限於感覺處理能力之評量，而且缺乏臺灣地區之常模。而在本土的工具當中，筆者推薦「兒童感覺統合功能評量表」（林巾凱等，2004），在此量表中，根據「姿勢動作能力」、「兩側動作整合順序」、「感覺區辨」、「感覺調適」、「感覺搜尋」、「注意力與活動量」及「情緒與行為」七方面設計了 98 題問題，可提供相當完整的資訊，並有臺灣地區的常模以資比較。

表 8-1　「簡短版感覺功能評量表」項目舉例

感覺功能	項目
觸覺敏感度	1. 不喜歡人家潑水在他身上，會去逃離潑起的水花。 2. 天氣熱的時候喜歡穿長袖衣服。
嗅覺／味覺敏感度	1. 是一個講究食物口感的挑食者。 2. 會避免一般孩子喜歡的食物。
動作敏感度	1. 當腳抬離地面時會變得很焦慮。 2. 不喜歡類似翻跟斗需把身體倒立的活動。
尋求感覺	1. 很喜歡去摸別人或物體。 2. 很喜歡動來動去，上課常常坐不住。
聽覺過濾能力	1. 好像常常聽不到你在講什麼或叫他的名字。 2. 當周圍出現聲音時、會變得很不容易專心。
力氣及能量過低	1. 抓握的力量很小。 2. 常常覺得很虛弱，沒什麼力氣。
視覺及聽覺敏感度	1. 會畏懼較強烈的光線、會用手擋光線。 2. 對非預期的聲音有負向的反應。

* 從不：0%，很少：25%，偶爾：50%，經常：75%，總是：100%。

表 8-2　「感覺處理評估表」項目舉例

感覺功能	項目
聽覺系統	1. 你的孩子會被一些家電用品，例如吹風機、馬桶沖水的聲音所困擾？ 2. 你的孩子會聽不懂別人簡單的句子嗎？
嗅覺／味覺系統	1. 你的孩子常常會抱怨食物的味道太平淡嗎？ 2. 你的孩子會比較喜歡口味重的食物？
本體系統	1. 你的孩子在抓握東西的時候會過度用力嗎？ 2. 你的孩子會比較喜歡咬不能吃的東西嗎（例如被子）？
觸覺系統	1. 你的孩子會對小傷口過度反應嗎？ 2. 你的孩子會不會很排斥戴帽子或是其他配件？
前庭系統	1. 你的孩子是否會逃避需平衡感的活動？ 2. 你的孩子會不會特別喜歡搖晃身體？
視覺系統	1. 你的孩子在閱讀時是否會常常跳行？ 2. 你的孩子是不是很不會找尋東西？

* 以：從不，很少，偶爾，經常，總是來記錄。

表 8-3　「兒童感覺統合功能評量表」項目舉例

感覺統合功能	項目
姿勢動作能力	1. 拿東西會不穩，例如：倒水、舀湯、端飯時會有些微晃動，或很容易倒到外面、灑掉、打翻……。 2. 不太會單腳站或單腳跳。
兩側動作整合順序	1. 不太會按照圖示或模型疊出相同的形狀，例如：玩組合玩具（樂高積木）……。 2. 跳舞時會踩到腳、跟不上音樂節奏。
感覺區辨	1. 不知道自己的身體姿勢，例如：坐歪了、站歪了也不自知……。 2. 似乎聞不到氣味濃的食物。
感覺調適	1. 不喜歡或害怕會動會搖擺的遊樂設施，例如：盪鞦韆、搖搖馬等。 2. 對衣服的質料特別挑剔。

感覺搜尋	1.尋找機會故意跌倒或撞東西，而不考慮個人的安全，例如：故意撞牆、家具等。 2.喜歡轉圈圈、玩旋轉盤、或類似的旋轉遊樂設施。
注意力與活動量	1.無法持續從事一個活動，沒有耐心（不是因為不會），無法完成功課、寫字等。 2.以跑步、快步走代替走路。
情緒與行為	1.不合群、不遵守規則、愛挑毛病、對於遊戲規則有意見，行為霸道。 2.自信低，對自己的評價差。

*1 分：「從不，0%」，2 分：「很少，25%」，3 分：「偶爾，50%」，4 分：「經常，75%」，5 分：「總是，100%」。

　　著重於孩子在教室或學校表現的量表也可提供許多有效的資訊，尤其是可以讓我們瞭解感覺統合功能對其學習之影響。此外，單純感覺統合功能異常的孩子口語能力常常是沒有問題的，因此治療師也可以選擇直接和孩子會談，一個有名的評估工具——「小學生觸覺防禦檢核表」（*Royeen & Fortune, 2002*）（表 8-4），便是讓孩子自己填答的問卷，而這樣的問卷可讓我們看到感覺統合功能異常對孩子真正的影響程度（而非透過家長及老師的轉述、解釋或是猜測）。

表 8-4　「小學生觸覺防禦檢核表」項目舉例

題號	題目	反應*		
		1	2	3
1	赤腳的時候，你會感覺很困擾嗎？			
2	別人幫你梳頭髮時，你會感覺很困擾嗎？			
3	躺在質料較粗糙的床單上，你會覺得不舒服嗎？			
4	有人從後面靠近你時，你會覺得不舒服嗎？			
5	你是不是非常不喜歡排隊？			
6	對於需要把雙手弄髒的活動，例如沙畫、手指畫等，你是不是比較不喜歡？			

*1：「不會或沒有」，2：「有時候或一點點」，3：「總是或非常」。

㈢ 非正式的觀察

在孩子日常生活的環境中隨時觀察，可以提供治療師第一手的實用資訊。例如，在學校系統中的職能治療師，觀察到小惠有寫字太大力、常常會撞倒別人，或是踩空樓梯的狀況，便可以猜想她有身體概念、甚至是運用能力障礙的問題；但小惠這些狀況在其他人的眼中就只是笨手笨腳的表現而已。

㈣ 非正式臨床觀察

治療師在治療室中很常利用非正式的觀察去評估孩子的狀況，包括去看看孩子會不會主動探索治療室的環境、對治療室中的感覺統合治療器材（如鞦韆、滑板等）是喜歡還是逃避、遇到問題時的解決方式及情緒行為的穩定度等。孩子在非正式的情境中往往會流露出最真實的狀況，因此這種方式也適用於無法好好配合正式評估的孩子。

若我們觀察到孩子在成長的各個階段出現下列問題，都可能是感覺統合異常的徵兆（表 8-5）。

㈤ 正式臨床觀察

雖然艾爾斯博士也提出一套正式臨床觀察的方式，而這些方式也被後來的學者不斷地修正（*Blanche, 2002; Bundy, 2002*），但是缺乏客觀的評分標準及可供比較的常模；除此之外，臨床觀察中的某些項目，例如肌肉張力、平衡能力等關於動作功能的測驗，常常會受到感覺統合功能之外因素的影響，所以孩子在此項表現不佳，並不代表他一定有感覺統合功能異常的問題。因此，在使用上需特別小心，除了臨床觀察結果之外，必須加上個人的專業判斷，切記不要過度解釋臨床觀察的結果、有時候遽下結論會帶給家長莫大的恐慌（表 8-6）。

表 8-5　感覺統合異常之行為特徵

階段	行為特徵
嬰兒期 （0-1 歲）	• 是個很容易生氣的 baby。 • 肌肉張力較低、抱起來軟趴趴的。 • 可能不喜歡被抱。 • 可能也不喜歡被揹著。 • 很容易受到驚嚇。 • 動作發展較慢。 • 動作發展可能正常，但表現出來的品質較差。
幼兒期 （1-3 歲）	• 注意力較短暫。 • 動作較不伶俐。 • 講話時構音不清楚，或是語言發展較慢。 • 一點點受傷就很在意（很愛惜皮肉）。 • 會害怕走在某些平面上。 • 吃飯常常掉得滿地，或是弄得髒兮兮。 • 會因食物的口感而拒絕食用。
兒童期早期 （4-9 歲）	• 精細動作有問題（寫字、剪東西、畫畫）。 • 活動力較高。 • 社會技巧較不好。 • 很愛哭。 • 粗大動作也做得不太好。 • 很容易摔倒。 • 常常會把東西弄壞或是掉到地上。
兒童期中期 （10-12 歲）	• 學業問題越來越明顯。 • 出現行為問題。 • 很容易衝動。 • 組織能力不佳。 • 寫字很容易顛倒、閱讀時也會跳行。 • 不太跟得上同伴的活動。 • 常常「ㄠ嘟嘟」、不太高興的樣子。
青少年期前期 （12 歲 -）	• 缺乏組織能力。 • 無法完成作業或指派的工作。 • 無法和別人維持穩定的關係及友誼。 • 可能會出現行為問題，包括亂發脾氣等。 • 偏好可自己一個人進行的體育活動，例如游泳、跑步等。 • 常常很情緒化。

表 8-6 臨床觀察項目舉例

感覺統合功能異常	測驗項目內容
感覺調節不佳	1. 對動作刺激會有暈眩、想吐等不舒服的感覺。 2. 會對觸覺刺激過度反應。
姿勢困難	1. 無法在趴姿下，將身體和下肢抬離地面（類似小飛機的動作）。 2. 會出現駝背、關節過度伸直的狀況。
雙側協調及順序性能力不佳	1. 進行需要跨越身體中線的活動有困難。 2. 不會接方向或速度不同的球。
自體運用能力不佳	1. 不會做交替性的動作，例如將手掌正反翻面。 2. 不會在一手協助下，以另一手進行動作。
中樞神經不成熟及其他	1. 用手指碰鼻子的動作不準確。 2. 摔倒時不會去支撐住身體。

* 以「有出現」及「沒出現」計分。

二 標準化評估工具

　　什麼是標準化評估工具呢？簡單的說，就是它的施測方式和計分都被「標準化」，施測者必須按照施測手冊中的說明，使用一定的程序、工具及計分方式。通常標準化評估工具都會提供所謂的「常模」值做比較；除此之外，它的信度（反覆測量、由不同人測量都會得到一致的結果）、效度（有效地去測量我們想要評估的概念、能夠分辨不同程度孩子之間的差異）都經過嚴謹的研究證明。我們熟悉的智力測驗就是一個最好的例子。職能治療師也經常會使用標準化評估工具去瞭解孩子的感覺統合功能，因為標準化評估工具可以幫助我們更加地確定診斷、瞭解孩子功能上的強項及弱點，以及協助擬定治療計畫。

　　而現有的標準化評估工具中，有些並不是直接為了評估孩子的感覺統合功能所設計的，但是它其中的一些項目的確可以透露關於孩子部分感覺統合功能的訊息。這些評估工具及它與感覺統合功能相關的測驗項目為：

1. 米勒學前測驗（Miller Assessment of Preschoolers）（*Millers, 1988*）：可瞭解孩子的觸知覺、前庭功能及實體覺（也就是孩子在沒有視覺導引的情況下、可以靠觸覺去瞭解物體的形狀、輪廓及材質）；

2. 布坦尼氏動作精熟度測驗 — 第二版（Bruininks-Oseretsky Test of Motor Proficiency-II）（*Bruininks & Bruininks, 2005*）：可提供關於雙側協調動作及順序性動作功能的訊息；

3. 視覺動作整合測驗（Developmental Test of Visual Motor Integration）（*Beery, 1997*）：可評估孩子的視知覺及知覺－動作整合技巧；

4. 學校功能評量表（School Function Assessment）（*Coster et al., 1998*）：可用以確認感覺統合功能異常影響孩子參與學校活動的程度及孩子需要協助的程度，可以有效確認孩子實際的問題並加以處理；

5. DeGangi-Berk 感覺統合測驗工具（DeGangi-Berk Test of Sensory Integration）（*Berk & DeGangi, 1983*）：用來檢測 3 至 5 歲學齡前兒童，可以早期偵測會造成後續學習困難的感覺統合功能問題，其內容包括姿勢控制能力、雙側動作協調能力及反射整合能力三個部分；

6. 嬰兒感覺功能評量表（Test of Sensory Functions in Infants, TSFI）（*DeGangi & Greenspan, 2006*）：此量表是專為 4 至 18 個月的孩子所設計的，藉由和孩子簡單的互動，可篩檢出可能有後續學習問題的嬰兒（包括早產兒、氣質特別者），可評估孩子在以下五個部分的感覺處理及反應度：(1) 對觸覺及深壓覺的反應；(2) 視覺－觸覺整合性；(3) 適應性的動作功能；(4) 眼球動作控制能力；及 (5) 對前庭刺激的反應度。

艾爾斯博士自 1960 年起，便戮力發展感覺統合功能標準化評估工具。一開始，她先修正那些原本用於評估腦傷成人運用能力的評估項

目，再施測於學習障礙或是輕微大腦功能異常的孩子身上；這些測驗後來被集結為「南加州感覺統合功能測驗」（SCSIT）（*Ayres, 1972b*）及「南加州旋轉後眼球震顫測驗」（SCPNT）（*Ayres, 1975*）。後來，她保留「南加州感覺統合功能測驗」中的 12 項較具區辨力的次測驗、「南加州旋轉後眼球震顫測驗」、並加上 4 項關於運用能力的新項目（由此可知，艾爾斯博士是多麼重視孩子的運用能力），在 1989 年出版了《感覺統合功能及運用能力測驗》（*Sensory Integration and Praxis Test, SIPT*）（*Ayres, 1989*）。當然，這套工具也經過嚴謹且漫長的標準化過程，它的常模樣本是居住於北美地區約 2,000 名的孩子，年齡介於 4 歲至 8 歲 11 個月，男生和女生有個別的常模；當我們在解釋評估結果的時候，必須要小心文化因素的影響。

　　SIPT 不像大部分的評估工具可以照著指導手冊施測，而是必須經過完整的訓練及認證考試方能取得施測的資格。以筆者的經驗，必須接受總共 9 天的密集課程，最後再由一位資深且經過認證的治療師實際觀察你施測的方式，才能取得認證。施測整套 SIPT 約需兩個小時的時間（記得：中間一定要適時給孩子休息的機會，才不會讓他們覺得疲乏）；可以將施測後的成績寄回發行 SIPT 的出版社（Western Psychological Services），他們會提供資料比對及分析。當然，光依靠 SIPT 的施測結果是不夠謹慎且正確的，必須加上面談、問卷、臨床觀察等多方的資料加以綜合研判；尤其切忌將 SIPT 中的單一測試項目當作診斷的準則（例如：很多人看到孩子在旋轉後眼球震顫的時間過長，便認定孩子有前庭功能異常的問題）。施測者資格的限定、施測過程的繁複、施測工具不方便攜帶（非常大的一箱，感覺像要出國旅行帶的大箱子）、再加上無法直接判讀評估結果，故 SIPT 在臨床使用的效益受到很大的限制。在筆者的印象中，這十幾年來，除了教學之外，也只有使用過四、五次而已。

　　但是，SIPT 仍是目前最嚴謹、並可以深度評估孩子感覺統合功能的評估工具，不管在臨床判斷或是學術研究方面仍具有不可取代的地

位。接下來，我們就來簡介一下這套評估工具的測驗內容。

　　SIPT 包含 17 項測驗，所有的測驗都不需要孩子口語表達，分別評估兒童的四個向度：(1) 觸覺及前庭－本體感覺處理能力；(2) 形狀空間知覺與視覺動作協調能力；(3) 運用能力；(4) 雙側協調與順序性能力。

表 8-7　「感覺統合功能及運用能力測驗」之內容

測驗名稱	測驗內容	向度
1. 視覺空間能力（Space Visualization）	• 要求孩子去決定哪一個形狀方塊可以放入預先排好的形狀板中。 • 可評估孩子是否能在心中做二度空間圖像的操作，孩子不需要具備實際的動作。 • 可同時評估孩子是否已建立慣用手及跨越中線的能力。 • 是由 SCSIT 便沿用下來的「元老級」題目。	(2) (4)
2. 圖形背景知覺能力（Figure-ground Perception）	• 要求孩子從多個圖案組成的複雜圖形中，找出特定的一些圖案。 • 可評估孩子是否有分辨背景物與重要目標刺激的能力。	(2)
3. 站立及行走平衡能力（Standing & Walking Balance）	• 分別在眼睛打開及閉起來的狀態下讓孩子進行單腳或雙腳的動作。 • 評估孩子靜態與動態的平衡能力。 • 可反應孩子的前庭－本體覺整合能力。	(1) (4)
4. 圖形複製能力（Design Copying）	• 要求孩子複製特定的線條與形狀。 • 可評估孩子對二度空間影像的概念、計畫及運用能力。	(2) (3)
5. 建構性運用能力（Constructional Praxis）	• 要求孩子利用積木去模仿建造預定的模型。 • 可評估孩子的視覺空間概念。 • 可評估孩子對三度空間物體的概念、計畫及運用能力。	(2) (3)
6. 雙側動作協調能力（Bilateral Motor Coordination）	• 施測者示範一連串的雙手及雙腳的動作之後，要求孩子跟著做。 • 評估孩子雙側的協調性與交替性。	(4)

7.口語指令運用能力 （Praxis on Verbal Command）	• 孩子必須根據施測者的口語指令去進行一些不常見動作，例如：「將手放在胃的地方」。 • 是唯一需要用到聽覺理解的次測驗。	(3)
8.姿勢性運用能力 （Postural Praxis）	• 施測者示範一些不常見的動作之後，要求孩子快速地跟著模仿。 • 孩子需以視覺去解釋他所看到的姿勢，但不需去記憶姿勢。	(3)
9.旋轉後眼球震顫 （Postrotary Nystagmus）	• 讓孩子坐在旋轉板上，將孩子順時鐘及逆時鐘各旋轉十圈，然後分別測量孩子眼球震顫的時間。 • 太長或太短的眼球震顫的時間都表示可能有不正常的前庭功能。 • 前身即為南加州旋轉後眼球震顫測驗。	(1)
10.動作精確性 （Motor Accuracy）	• 要求孩子分別以雙手以紅線精確描繪在一個已畫好的圖形上（類似蝴蝶的曲線圖形）。 • 可同時評估左手和右手的視覺動作整合能力。 • 用來精細地分辨有神經系統功能異常的幼兒。	(2)
11.順序性運用能力 （Sequencing Praxis）	• 要求孩子模仿施測者所做之連續性的動作，包括單手、雙手、單腳、雙腳。 • 評估孩子接收、記憶及執行一連串的動作，強調的是動作的順序，而非動作協調性（與雙側動作協調性不同）。	(3) (4)
12.口腔動作運用能力 （Oral Praxis）	• 孩子去模仿施測者的舌頭、嘴唇、下巴及臉頰等動作。	(3) (4)
13.徒手形狀認知能力 （Manual Form Perception）	• 先要求孩子指認出在他手中的塑膠形狀板，與他所看到的哪一個圖案是相同的。 • 要求孩子在視覺遮蔽下，以單手或雙手去確認、分辨及比對塑膠形狀板的特性。 • 可評估孩子的實體感覺（包括觸覺與運動覺）及觸知覺能力，並強調孩子主動觸碰的能力，是屬於較高階的感覺統合能力。	(2)
14.運動覺 （Kinesthesia）	• 在視覺遮蔽下，施測者先握住孩子的手指由某一點移動至另一點，然後再要求孩子以手指移動相同的距離。 • 可評量孩子對上肢動作及位置的感覺，孩子必須記憶來自手指關節及肌肉受器的感覺刺激。	(1)

15. 手指辨認能力 （Finger Identification）	• 在視覺遮蔽下，要求孩子說出是哪些手指頭被觸碰。	(1)
16. 畫圖認知能力 （Graphesthesia）	• 在視覺遮蔽下，施測者先在孩子的手背上畫圖，然後要求孩子在手背畫同樣的圖。 • 孩子需要具備能同時分辨接受到的刺激之空間及時間的特性。	(1) (4)
17. 觸覺刺激定位能力 （Localization of tactile stimuli）	• 在視覺遮蔽下，施測者去觸碰孩子的手臂或手掌，並要求孩子說出哪裡被碰。 • 評估孩子分辨單一或多重觸覺刺激點的能力。	(1)

三 感覺統合功能評估的新趨勢

在本節當中，我們將介紹一些最近發展出來，或是正在發展中的感覺統合功能評估表。本土的實務工作者或是研究者容或可以從這些研究工具中，去思索甚至發展一個因人、因地制宜的評估工具。

㈠ 感覺處理能力剖析量表──3 至 10 歲

（曾美惠、陳姿蓉，中文版，2004）

此量表是根據 Dunn 所發展之「感覺功能評量表」（Sensory Profile）（Dunn, 1999）翻譯而來。此量表的適用對象為 3-10 歲；其目的是藉由各種感覺系統功能、感覺調節、感覺處理功能會影響的行為及情緒反應，來評估一般兒童的感覺功能；或是檢視注意力缺陷／過動症、自閉症及其他障礙孩童的感覺處理能力。評估的內容包括：（1）感覺處理能力：此部分評估孩子基本感覺系統的反應，包括聽覺系統、視覺系統、前庭系統、觸覺系統、多重感覺系統及口腔感覺處理能力；（2）感覺調節能力：此部分可反映出孩子是藉由什麼方式（誘發或抑制）來調節他所接受到的神經訊息；這些訊息包括會影響耐力及肌肉張力、身體姿勢與動作、活動量、情緒反應之感覺刺激；（3）行為及情緒反應：可告訴

我們感覺處理對孩子行為及情緒的影響，其中包括社會情緒反應、行為反應及反應閾值三個部分。而根據評估的結果，我們可以進一步瞭解感覺處理功能對孩童日常生活的影響。

㈡ 學校日常生活功能評量（School Function Assessment）

（黃政良‧中文版‧2004）

根據「學校功能評量表」（School Function Assessment）（Coster et al., 1998）所翻譯的中文版本，其適用對象為國小一至六年級學童，可用以評估小學生在學校生活作息的能力，並瞭解孩子在學校主要活動場域的參與度（教室、遊戲場、上學／放學交通情形、上廁所、學校中的轉銜及移動、吃飯時間）、實際的表現及需要的幫助及改造，可有效協助學校專業人員系統性及廣泛性地檢視身心障礙學童在學校的需求，鑑定他們各項學校生活功能及技巧上的缺失，以及有效利用學童的優點來克服其他方面的障礙。

㈢ 兒童感覺統合功能評量表

（林巾凱等‧2004）

此量表適用對象為 3 歲至 10 歲 11 個月之兒童，分為學齡版及學前版，其目的為協助家長、照顧者、教師、治療師及醫療相關專業人員瞭解孩子在：⑴ 姿勢動作能力：包括近端肢體穩定度、肌肉張力、平衡、力量使用；⑵ 兩側動作整合順序：包括連續動作之計畫、兩側協調度及靈巧度、跨中線能力及慣用手的建立；⑶ 感覺區辨：包括前庭感覺、嗅覺、味覺、觸覺、溫度感覺及本體感覺；⑷ 感覺調適：包括觸覺防禦、嗅覺、味覺防禦、溫度敏感、重力不安全感、前庭覺防禦、動作嫌惡反應、聽覺、視覺防禦；⑸ 感覺搜尋：包括搜尋前庭感覺、本體感覺、觸覺、嗅覺、聽覺；⑹ 注意力與活動量：包括注意力集中、持續、轉移、多重注意力、活動量及衝動；⑺ 情緒行為反應：包括情緒控制、社會互動、挫折忍受力及異常行為，共有 98 個項目。

(四) 重力不安全症評量表（Gravitational Insecurity Assessment）

(May-Benson & Koomar, 2007)

　　此評估工具是用來確認有重力不安全感的孩子，其中包括 15 個項目：(1) 雙腳上下跳躍；(2) 往前大步跳；(3) 跳過在地上的一根棒子；(4) 跳過一個離地約 10 公分的棒子；(5) 攀上椅子並站立；(6) 張開眼睛從椅子往下跳；(7) 閉著眼睛從椅子往下跳；(8) 往前翻跟斗；(9) 往後翻跟斗；(10) 站在會傾斜的板子上並往後跨一步；(11) 趴在大型治療球上並將身體前後推動；(12) 躺在大型治療球上並站起來；(13) 躺在大型治療球上，施測者突然將球向後推；(14) 施測者將球擺盪至孩子的面前；(15) 治療師將球彈丟給孩子。當孩子進行上述 15 項活動時，施測者會將他在「逃避性行為」、「情緒性行為」、以及「姿勢性的反應」的表現分成三級，第一級代表孩子有適當的反應（沒有遲疑、害怕或過度情緒反應）、第二級表示有輕度到中度的重力不安全症（可以勉為其難地進行活動）、第三級即表示孩子有明顯重力不安全感（拒絕該活動或有恐慌之反應）。此量表已經過預試，顯示其為一具有潛力之評估工具。

(五) 概念性運用能力評量表（Test of Ideational Praxis）

(May-Benson & Cermak, 2007)

　　孩子必須具備對物體特性的認識及其用途，才能形成足夠的概念性運用能力（例如知道怎麼摺紙、放入信封中並封起來）。而概念性運用能力評量表則是利用我們日常常見的物品，包括呼拉圈、60 公分長的鞋帶、厚紙板做的管子（約 20 公分長）、盒子（長、寬、高均為 60 公分），要求孩子在 5 分鐘之內可以使用上述的物體（有時是只有使用一項物體，而有時是同時使用兩項物體）自由進行活動，例如孩子會將鞋帶穿入管子中或打結等。活動過程將會錄影以提供日後的計分；評分的標準是看孩子是否知道以適當的物品進行適當的動作（object-affordance），所有物體的評分標準都會事先詳訂。而孩子的動作品質不在評分的考量之內，若孩子只能以口語描述他將要做的動作時，並不能

得到分數。

(六) 感覺處理評量表──學校版（Sensory Processing Measure – School）

（*Glennon, Henry, & Kuhaneck, 2003*）

「感覺處理評量表──學校版」評估孩子在學校中七個主要場域（教室、下課／遊戲場、餐廳、音樂課、美術課、體育課及上學／放學方式）中，在感覺處理、動作計畫能力及社會參與度的情形。這個工具的主要目的是告訴我們，環境中有哪些會促進或阻礙功能表現的感覺因子。「學校日常生活功能評量」（SFA）雖然可以提供我們類似的訊息，例如孩子在學校中的參與度及表現，但是並沒有告訴我們孩子感覺處理的狀況，以及感覺處理對孩子學業表現的影響。而「感覺統合與運用能力測驗」（SIPT）雖然提供豐富的感覺統合功能之訊息，但是並沒有特別探討孩子在學校情境中之表現；因此「感覺處理評量表──學校版」可作為學校系統職能治療師之有力評估工具。

(七) 腦電圖（Electroencephalography）及事件相關腦電位（Event-Related Potentials, ERPs）

感覺處理能力包括過濾、組織及整合感覺訊息的過程，雖然職能治療師之前也會以測量心跳或體表電位的方式來評估孩子的感覺處理能力，但都是間接的推論；近年來，研究者也開始利用神經生理學的儀器來評估與感覺處理能力有關的腦部結構、功能及其行為表現。腦電圖可以直接測量大腦皮質部位的電流活動，因此可以精確地告訴我們大腦處理感覺訊息的過程；而事件相關腦電位則是截取事件剛發生時的腦電圖，因此可以告訴我們在執行某些特定活動時大腦的電流活動情況，可以看出孩子是怎麼處理和時間有關的感覺訊息。而相關的研究指出，和一般的孩子相比，感覺統合功能異常的孩子在腦電圖及事件相關腦電位之表現均出現異常之狀況（*Davies & Gavin, 2007*）。而近幾年來，研究者也常以功能性磁振造影（functional MRI）進行大腦功能的研究。

第九章　學校系統中的感覺統合治療

學校老師及家長的 Q&A

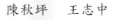

陳秋坪　王志中

　　在學校系統服務的這幾年中，不單見證了跨專業團隊模式的漸趨成熟及多元化，與各專業人員包括物理治療師、職能治療師、心理治療師、語言治療師、普教老師、特教老師、教師助理，甚至家長、學生本身有更直接的互動，教學相長，實在是令個人獲益非淺。在此，將過去在學校系統中，老師和家長所提出來的問題與大家一起分享及討論。

Q 一、什麼叫做感覺統合？

A
　　感覺統合是一個正常大腦所具備的功能，各種學習能力的發展，都是經由大腦先對各種感覺刺激做出選擇性攝取，再加以整理、組織，以產生適當的反應。故不當的感覺統合，可能會造成兒童學習上的困難或是行為問題。感覺統合會自然的發生在孩子所進行的每一項活動當中，就如同心跳、呼吸一樣自然；而孩子也能藉由不斷整合各種感覺刺激及藉由行為的結果去進一步修正，會促使大腦功能不斷發展，孩子的學習能力也就越來越好。

　　若要促進感覺統合發展，有哪些因素需要加以考慮呢？其中包括：

1. 中樞神經系統的可塑性

　　孩子的中樞神經系統是極具開發性的，若能利用這個特點，就能幫助孩子更有效地處理感覺刺激。

2. 感覺刺激經驗的適當性

　　感覺刺激的種類、方式及強弱之不同，都可能影響孩子的反應，例如，輕觸會讓人興奮不安、而按摩則使人鎮定及放鬆，所以選擇適當的感覺刺激才能被孩子有效運用。一般的孩子能夠主動找尋自己所需要的刺激，並加以整合運用；而感覺統合異常的孩子就缺乏這種「主動覓

食」的能力。

3. 內在驅動力

一般的孩子，會有強烈的動機驅使他們去主動探索環境，而這種和環境良性的互動，會促使他們不斷地學習新的能力或技巧；而感覺統合異常的孩子則較缺乏這種與生俱來的驅動力。

4. 環境的需求

環境的需求可促使個體做出適當的反應，所以一個適當的環境可以促進兒童感覺統合功能的發展。

5. 自由反應的機會

若能多給予孩子練習自由反應的機會，大腦進行感覺統合的機會就會增加，有時過度保護反而會限制孩子的感覺統合。

6. 回饋與結果的適當性

內在回饋包括身體感覺動作經驗，外在回饋則包括行為結果及他人的反應，所有的回饋皆會被作為下一次反應的參考點。因此，適當的回饋及結果可以幫助大腦進行感覺統合，這種良性循環有助於發展出適應性行為。

其實，我們看不到大腦裡面的感覺統合過程，但老師和家長可藉由仔細觀察小朋友的外顯行為，間接觀察孩子的感覺統合功能。

Q 二、感覺統合可以用於治療哪些小朋友？

除了單純的感覺統合異常之外，也可用於治療學習障礙、智能障

礙、自閉症、情緒障礙、腦性麻痺以及其他類型障礙所呈現的感覺統合問題。

Q 三、感覺統合治療或訓練是不是次數越多越好？而且要持續治療多久才會有效果？

A

這是老師和家長都很關心的問題，有些家長本著「有做有保佑」的心態讓孩子接受馬拉松式的密集訓練，但真有實質效果嗎？孩子是否真的可以把訓練的結果運用於日常生活中呢？

2005 年 1 月出版的《大腦新知》（*Brain in the News*）中有一篇關於如何學習的文章，作者 Alison Gopnik 提到一種學習行為的模式，稱為引導式發現（guided discovery）。在此模式中，強調學習行為是可以自然發生的，孩子天生有一種內在本能，驅使他們去認識、探索這個世界，在成人的引導協助之下，他們會進一步學會預測、解釋，以及找到解決問題的方法。

因此學習除了必須經過練習，所謂「practice makes perfect」，並且要注意其是否符合日常生活的情境；故密集式訓練對孩子來說不一定有好處，與其浪費時間於來回奔波，不如讓孩子有機會在日常生活活動上練習，感覺統合的過程就會自然地發生，孩子也會有多餘精神體力學習新的事物。

至於療程長短，建議可以持續 2 年，大多數的孩子都要持續接受 6 個月的治療才能看到成效，而且每隔 3-6 個月應該要再接受評估，即使是治療結束之後也應該要持續追蹤。

Q 四、訓練孩子參與感覺統合活動時，是否有所謂的標準做法？譬如說，跳床跳幾下、鞦韆盪幾次、操場跑幾圈等？

A 每個孩子都是獨一無二的個體，標準做法會過度簡化孩子的個別差異性，但有幾點通則可做參考：

1. 活動難度必須符合孩子程度

有時看到人們從事一些極限挑戰運動，例如背個簡單降落傘就從臺北 101 大樓縱身躍下，心中不禁會納悶：「這些人真的沒有危險意識嗎？」但其實他們可能正在享受體內快樂泉源 —— 多巴胺所帶來的愉悅感；因此為孩子設計感覺統合活動時，應具有適當的難度並可融入新奇感，在多巴胺驅使之下，孩子會更樂意去參與活動並做出適當的反應。總之，就是要設計讓孩子可以「快樂」的活動。

2. 活動必須是孩子有興趣或覺得有意義的

很多孩子無法坐在書桌前乖乖完成功課，卻可以上網或玩遊戲數個小時，可見興趣是吸引孩子參與活動的決定性因素，因此在設計活動之前可先深入瞭解孩子的興趣所在。

3. 依孩子反應適時變更活動

當孩子在參與活動時表現出排斥或害怕，可能代表這個活動需要做些修正（如降低難度）；但若孩子說這個活動太簡單或太無聊，也不要認為活動對他而言太容易，這可能是他能力不足所使用的逃避理由。

4. 簡單明瞭的活動目標

感覺統合的目的是改善大腦功能，希望它能更有效地接收、運用各種感覺刺激，而且不論任何狀況，都有能力找到最有效的反應方式；要給孩子機會嘗試錯誤，而不是直接教導他方法或策略，只需提醒他明確的活動目標，並在活動進行中給予適當清楚的回饋。

5. 控制環境

除了活動本身的設計，還需要考慮環境因素的影響，儘量消除會讓孩子分心的刺激，例如不相干的聲音。

6. 重複給予

只要孩子還有興趣，同樣的活動可以重複給予，因為那表示該活動依然有挑戰性，或孩子尚處於無法勝任的階段。

7. 活動時間長短、次數的多寡因人而異

記住，每個孩子都是獨一無二的。

8. 動態和靜態活動要搭配進行。

9. 在活動中養成良好的工作習慣

包括積極主動、有始有終、專心一意、負責整理環境、忍受挫折……等能力，讓孩子知道雖然是遊戲，也要認真努力地去「玩」。

10. 在活動中影響孩子的價值觀與自我評價

在活動進行過程中，要儘量鼓勵孩子並肯定他的參與及貢獻，以提高孩子的自信。

以上這些只是基本原則，不同類型的孩子還是有需注意的細節，以過動的孩子為例，老師必須要注意：

1. 清楚告知活動的地點或範圍。
2. 保持室內井然有序。
3. 儘量去除不相干的聲音。
4. 對於注意力差的孩子，聲音或視覺刺激要明顯並加強。
5. 活動進行要緊湊，有變化。

6. 指令要清楚,並確定孩子聽懂了。

7. 指示再加上示範,有助於記憶。

8. 將較長的活動分段進行。

9. 做活動時,持續給予肯定與鼓勵。

10. 立即回應孩子的注視及注意。

11. 給予適當能力的活動,讓孩子有成功的機會。

12. 忽略他的小動作,如:動手動腳等,或讓他有事情做,小動作自然會減少。

Q 五、一般感覺統合器材如懸吊系統、斜坡、球池都是較為大型的設備,在空間、經費、專業人力考量下,學校好像不太可能有如此規劃,是否有其他小而美、兼具多功能訓練的器具,方便在學校使用呢?

A 每種感覺統合器材都有它的獨特效果,但的確並非每間學校都有預算及空間來添購這些器材,不過,若只要求功能多樣化又不占空間,可以利用電腦軟體進行相關的訓練;而在學校環境中,也可利用 Wii 等提供訓練。這種不需使用到真實的治療器材或空間的「虛擬實境」,不僅可以幫助大腦建構「事實」,孩子還能和虛擬物品及人物產生互動(*Burdea, 2003*)。國外科學家早就加以應用於復健治療,其益處包括:

1. 提供多重感官刺激

虛擬實境所提供的刺激不僅是視覺和聽覺刺激,孩子是藉由操縱不同工具如手套、筆、搖桿等可感覺到不同的觸覺刺激,在多樣化的活動中並能獲得本體覺及運動覺,在判斷虛擬環境中的景物方向及速度時也可獲得前庭覺刺激。

2. 提升類化能力

有一個研究，讓兩組受試者分別在虛擬實境和真實環境練習手拿棒子穿過線圈，二者情況的表現程度都比未練習者好，而且錯誤比率並沒有明顯差異，這表示在虛擬實境所習得之技巧，應該也可以應用在真實情境中（*Sveistrup, 2004*）。

3. 增加注意力

研究人員以有學習困難、不專心、活動量大的孩子為實驗對象，讓他們參與以教室為背景的虛擬環境比較和持續性注意力訓練課程，結果顯現孩子在虛擬環境中因為需要三思而後行，方能敏銳地區別目標刺激，所以持續性注意力都較先前提升許多；此外，虛擬實境需要使用者忽略不相干的刺激訊息，專注在一連串有意義的目標刺激物，故對選擇性注意力也有一定助益（*Cho et al., 2002*）。

4. 增加社會心理功能

接受虛擬實境訓練的患者，不單對活動比較熱衷、參與度較高，成功的經驗也使得他們的自信心及動機也相對提升（*Harris & Reid, 2005*）。

推薦幾個電腦遊戲網站，大家下載之前可以先試玩，以找到適合孩子程度的遊戲。

1. 史萊姆的第一個家：http://www.slime.com.tw/
2. 波波線上遊戲網：http://www.e-bobo.net/
3. 好奇杯杯：http://howkid.com/

Q　六、有的孩子會懼怕進行某些動作，像是不敢走在較高的地方、不喜歡盪鞦韆、不敢溜滑梯，請問這都是感覺統合的問題嗎？

A

　　這些問題都來自於孩子對前庭及本體感覺刺激的處理不佳，而與這些感覺刺激相關的受器及介入方式包括：

1. 耳石

　　專職接收頭的方向、速度、位置等訊號，儘量讓孩子以不一樣的姿勢如趴、坐、跪進行如鞦韆、跳床、滑板等活動。

2. 肌肉系統

　　最好的介入方法就是讓身體對抗體重、阻力和地心引力進行動作，例如匍匐前進、攀爬遊戲、跳床等。

3. 半規管

　　介入重點在提供不時變換方向和速度的活動，便可以讓半規管的毛囊細胞受到較大刺激，若能再配合其他如打棒球、低頭撿拾軟墊上的東西等活動，不但可以利用頭部姿勢的改變放大其刺激量，還能訓練身體兩側協調及動作計畫能力。

Q

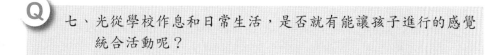

七、光從學校作息和日常生活，是否就有能讓孩子進行的感覺統合活動呢？

A

　　看似平凡無奇又有訓練效果的例子，在學校生活中可說是不勝枚舉，只要善加利用，也能小兵立大功喔！以下列出幾個活動，供老師和家長參考：

1.讓小朋友搬運重物，例如課桌椅、垃圾桶、重的墊子……。

2.推或拉裝有玩具或書本的箱子。

3.和小朋友玩兩人三腳。

4. 溜冰或溜直排輪，並儘量走上坡路段。

5. 幫忙做家事，例如：用吸塵器清掃、搬洗衣籃、掃地、拖地、擦拭、用餐後整理桌面、用刷子刷洗粗糙表面、打掃時幫忙提水桶、提水桶澆花、用噴霧式的瓶子清洗窗戶、幫忙換床單。

6. 拉載有重物的手推車。

7. 用獨輪車載人。

8. 在濕的沙地上玩。

9. 用餐後要求小朋友把椅子推到桌下。

10. 參與像是體操、騎馬、摔角、空手道、游泳……等活動。

11. 跳或爬輪胎的內胎。

12. 讓小朋友幫忙把大型玩具或物品收納好。

13. 參與攀爬的活動。

14. 吊在單槓上擺動身體。

15. 推牆壁。

16. 參與跑、跳的運動如跳跳床、跳房子、跳繩索、在大型治療球上跳動。

17. 在地板上放一張大紙，讓小朋友在類似狗狗趴著的姿勢下畫圖。

18. 走坡道。

19. 玩摔角遊戲：兩個人面對面，手互相勾住，看誰先把對方推往後跨一步。

20. 讓兩位小朋友背對背坐著，手臂互相勾住，然後兩人試著同時站起來。

21. 玩划船遊戲：兩人坐在地板上，互相推跟拉。

22. 玩接、拍或是滾大球的遊戲。

23. 學動物走路（像是螃蟹走路、熊走路、匍匐前進）。

24. 疊椅子。

八、當孩子有感覺統合的問題，除了主要的感覺統合訓練活動，是否還有其他介入方法可以從旁輔助以增進成效呢？

1. 行為處理策略

當孩子出現行為及情緒問題時可以同時使用行為處理策略，荷蘭哥尼根大學心理系的研究人員（*van den Hoofdakker et al., 2007*）設計了「行為管理技巧」之團體訓練課程，內容包括環境安排、規則建立、預測錯誤行為、溝通管道、強化正向行為、忽略、處罰和獎勵時機等。經過12堂課、共120分鐘的團體訓練課程，過動孩子問題行為比率明顯降低，而且效果可持續6個月之久。

2. 聽覺訓練

聆聽音樂也是一個不錯的選擇，美國愛荷華州立大學職能治療系研究人員（*Hall & Case-Smith, 2007*）以患有感覺處理障礙或視覺運動遲緩兒童為對象，結合運用感覺餐（如阻力性運動、觸覺刺激）與傾聽治療（讓孩子用耳機傾聽經過設計的音樂）。結果發現，這種以感覺活動為主並輔以治療性傾聽的方式，對於感覺處理障礙兒童而言，確實在感覺處理於調節方面有所助益。

3. 感覺故事

主要來自感覺統合理論和認知行為療法，先幫助孩子釐清自己的問題行為，再提供一些自我引導及自我控制策略，希望能提升孩子的活動參與程度，並能夠從容不迫面對環境中各種不喜歡的感覺刺激，進而融入日常生活活動（*Marr et al., 2007*）。

4. 戲劇治療

透過不同社交場景的設計，讓孩子以角色扮演的方式參與學習等。

此外，在學校系統中，家長和老師都非常關切孩子的寫字功能及問題，有些雖然不是和感覺統合理論有直接的相關，但是也列出來供為參考。

 九、在幼稚園階段，若欲訓練寫字前的預備能力，哪些項目應為加強重點？

A

學齡的小朋友約有三到六成的時間都在從事手部精細活動，其中有 85％ 為紙筆作業，可見「寫」的重要性。我們並不鼓勵孩子在幼稚園階段就練習寫字，但是可以先預備他們寫字的能力，這些事先具備的能力包括：

1. 能夠分辨形狀與大小。
2. 有適當的認知能力，能以視覺分析字母、單字及左右區辨。
3. 良好的坐姿平衡。
4. 肩膀與手腕有很好的穩定度，可以幫助遠端握筆的控制。
5. 可以慣用手寫字，非慣用手穩定紙張。
6. 上半身與視覺適當的協調：包含適當的注意力及視知覺的能力。
7. 手部小肌肉的協調及動作計畫的運用。
8. 手眼協調：如注意力，眼睛追尋及掃描等能力之高度配合。
9. 正確的握筆能力。
10. 可以平順畫出簡單線條或圖形的能力，例如圓圈或直線。
11. 建立方向感，可以瞭解由左至右、由上至下的規則。

表 9-1 為「寫字」能力的發展順序。

表 9-1　「寫字」能力的發展順序

年齡	表現
10-12 個月	紙上塗鴉
2 歲	橫向、直向及圓圈的標記
3 歲	橫線、直線及圓圈
4-5 歲	十字型、右斜線、正方形、左斜線、叉叉、數字及有些會寫自己的名字中簡單的字
5-6 歲	三角形、自己的名字、大寫及小寫的字母

十、跟寫字功能有關的只有本體覺及運動覺等感覺嗎？是否還有其他感覺？這些感覺又要如何訓練？

與寫字過程有關的感覺包括：

1. 本體感覺／運動覺（proprioceptive/kinesthesia）

主要提供關於寫字動作的方向及力量大小的回饋，並減少孩子對視覺依賴，所以我們可以閉著眼睛寫「1、2、3」；也可用來提升寫字速度與幫助握筆。因此本體感覺或是運動覺不佳的孩子，寫字時可能會「力透紙背」或是速度太慢。訓練的方式可讓孩子將眼睛閉起來時，練習將物品堆疊起來。

2. 視知覺（visual perception）

視知覺包含視覺記憶、視覺區辨、瞭解物體在空間中的位置及視覺線索的完整性等，若是視知覺有問題，孩子寫字時會出現錯誤百出、超出預定範圍、字體大小不一，如「1、2、3」變成「₁、₂、₃」、部件與部件相對位置出錯如「好」變成「女 子」、字體顛倒如「好」變成

「子女」、閱讀問題（reading problems）等。我們可以可以按照描寫→
仿寫→抄寫→聽寫之發展順序加以練習。

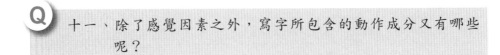

十一、除了感覺因素之外，寫字所包含的動作成分又有哪些
　　　呢？

1. 兩側協調（**bilateral integration**）

強調慣用手與非慣用手的互助合作在日常活動中處處可見，如吃
飯、洗澡、穿脫衣物、洗碗等。兩側協調能力不佳的孩子會出現寫字時
方向性差、字體左右顛倒，或越過中線的筆劃會中斷等問題。

2. 動作計畫（**motor planning**）

諸如寫字動作的流暢、順序都與動作計畫能力有關，所以動作計
畫能力異常在書寫方面會發生速度慢、握筆姿勢不正確、筆劃數不對、
字型錯誤等問題。

3. 視覺－動作整合（**visual-movement integration**）

功能不佳時寫字或著色時常會超出格線。

4. 側化－慣用手的發展（**lateralization**）

無法發展出慣用手會影響左右區辨及雙手跨越中線的能力。

5. 精細動作的協調度／準確度。

我們也可以藉由外在環境的修改改善孩子的寫字功能，包括：

1. 寫字工具

研究結果顯示，不同的書寫工具所寫出來的字其清晰度沒有差異，但若能讓孩子使用自己喜歡的筆，書寫意願自然提升；而且不同種類的筆可以提供不同的刺激，像蠟筆的阻力就比彩色筆高，可給予較多的本體感覺刺激。

2. 寫字平面

嘗試在不同的平面上寫字，可以給予孩子不一樣的感覺刺激，像沙盤、保麗龍、黏土、軟墊 …… 等，都是極佳的利用工具。另外，在直立的平面上（例如黑板）寫字，由於手腕可自然伸直，可以促進握筆姿勢的成熟度，也比較不會有方向混淆的困擾。

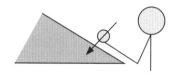

3. 紙張位置

紙張擺放主要是根據孩子慣用手做變動，若慣用手為右手，紙應該放在中線的右側，並以平行前臂為準，逆時鐘旋轉 25-30 度，這樣的放法可讓孩子看清楚自己寫的字，反之亦然。

4. 握筆姿勢

當孩子出現下列幾種情形時，可能是他的握筆姿勢有問題：(1) 寫字時常常會抱怨痠或累；(2) 精確度及速度不佳，常寫錯或寫得很慢；(3) 寫字太用力。可利用輔住性的小工具，例如握筆器（有梨形、三角形、加重型可以供選擇）；如果要增加手的靈活度，可以請孩子在寫字時，以第四指和第五指握住一小塊橡皮擦以增加穩定性。

5. 紙張材質

很多研究報告指出有格線的紙幫助孩子寫字較清楚。一般建議先選擇間隔較大的格線紙張，再慢慢縮小其間距。

 十二、有些孩子寫字時，不是把頭趴在桌子上、就是不斷變換姿勢，該如何改善？

可提供訓練的活動包括：

1. 強調孩子正確的坐姿

雙腳要能夠平穩地踩在地上，可以提供重量轉移和姿勢調整時的支撐。桌面的高度要略低於手肘（約 5 公分）。

2. 可以訓練肩關節及上肢關節穩定度的活動

例如吊單槓；訓練小肌肉的活動如玩黏土。

3. 承重活動（weight-bearing）

可讓個案先以頭部朝上位置趴在斜坡上，再變為頭部朝下的姿勢，以增加其近端穩定度和肩關節的活動度。

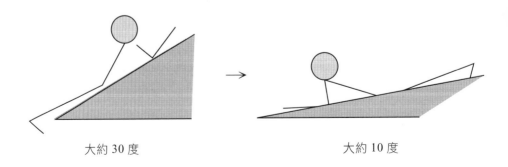

大約 30 度　　　　　　　　　　　　　大約 10 度

4. 增加肌肉張力的活動

例如坐在跳跳馬或跳跳球上跳躍、跳床等。

5. 降低肌肉張力的活動

例如坐在搖椅上慢慢搖晃，並配合著規律的節奏及緩和的音樂；或坐在像懶骨頭的椅子裡，將身體整個包住。

6. 平衡肌肉張力的活動

在不同動作下練習身體重量轉移，例如坐在椅子上輪流左右彎腰。

7. 訓練近端穩定度

可讓孩子學動物走路如動物爬行，或讓他們推重物、擦拭黑板較高處等。

第十章　感覺統合

應用與活動篇

王志中　林子淵　巫唐孟

一　觸覺防禦

活動名稱：大海撈針

目　　的：提供觸覺刺激，降低觸覺防禦情況，增加觸覺區辨的能力。

使用材料：球池、積木、玩偶。

適合之活動場所：職能治療室。

內　　容：把各式各樣的積木和玩偶藏入球池中，讓小朋友在球池中搜尋，並使用觸覺來分辨所碰觸的是何種物品。

治療階段 1：小朋友站在球池外，將玩偶或積木藏在球池較淺的地方，讓小朋友伸手入球池中將玩偶或積木找出。

治療階段 2：小朋友站在球池內，將玩偶或積木藏在球池較淺的地方，讓小朋友伸手入球池中將玩偶或積木找出；小朋友找到積木時，可以讓小朋友先別將積木拿出球池，先摸摸看，猜猜看是什麼形狀。

治療階段 3：小朋友站在球池內，將玩偶或積木藏在球池較深的地方，讓小朋友潛入球池中將玩偶或積木找出；小朋友找到積木時，可以讓小朋友先別將積木拿出球池，先摸摸看，猜猜看是什麼形狀。

注意事項：小朋友在進出球池時，可以給予協助，避免小朋友跌倒。

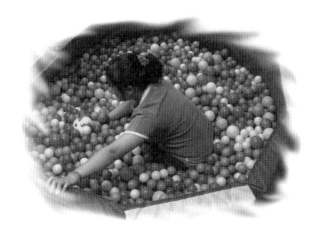

活動名稱：**特搜戰隊**

目　　的：提供觸覺、前庭覺、本體覺刺激，降低觸覺防禦情況，增
　　　　　加動作計畫能力，增加顏色及形狀區辨的能力。

使用材料：不同顏色的球、不同形狀的積木、毛巾、巧拼、籃子。

適合之活動場所：職能治療室、家中或戶外有草地的環境。

內　　容：把球散落在治療室的地板上，籃子放在治療室的中央，讓
　　　　　小朋友用匍匐前進的方式去撿拾治療師指定的球，然後把
　　　　　球放入中央的籃子內。

　　　　　治療階段 1：將球散落在職能治療室四周，讓小朋友用小狗
　　　　　　　　　　　爬的方式移動，將散落的球蒐集在中央的籃子
　　　　　　　　　　　中；在家中可以在鋪有軟墊且空間較大的房間
　　　　　　　　　　　進行。

　　　　　治療階段 2：將球或積木散落在職能治療室四周，讓小朋友
　　　　　　　　　　　用匍匐前進的方式移動，將散落的球或積木蒐
　　　　　　　　　　　集在中央的籃子中；可以指定先撿拾某種顏色
　　　　　　　　　　　的球，或是指定要每種顏色各撿幾顆，例
　　　　　　　　　　　如：小朋友請先蒐集藍色的球或小朋友請蒐集

紅色球 2 顆、藍色球 3 顆、黃色球 1 顆；也可以指定蒐集哪一種形狀的積木。在家中可以在空間較大的房間進行，地上可以鋪不同材質的棉被、巧拼或毛巾以提供小朋友不同的觸覺刺激。

附　　註：在戶外有草地的環境中，將球散落在草地四周，讓小朋友用匍匐前進的方式移動，將散落的球蒐集在中央的籃子中；家長可以和小朋友一起競賽看誰蒐集的多，提高小朋友的興趣。

注意事項：小朋友在移動時要注意安全，四周儘量不要有桌子或尖銳的物品，必要時鋪上軟墊，避免小朋友碰撞受傷。

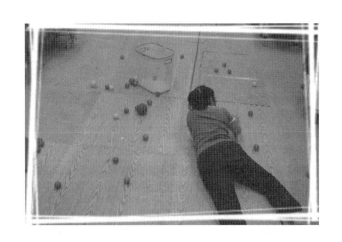

活動名稱：擦乳液

目　　的：提供觸覺刺激，降低觸覺防禦情況，增加社會性互動及對身體的認識。

使用材料：乳液、爽身粉、海綿。

適合之活動場所：家中、職能治療室。

內　　容：使用乳液或是爽身粉，在小朋友身上擦拭。

　　　　　治療階段 1：將乳液或爽身粉倒在小朋友手上，讓小朋友用
　　　　　　　　　　　乳液或爽身粉擦拭身體。在擦拭的過程中，可
　　　　　　　　　　　以和小朋友對話，增加社會性互動及對自己身
　　　　　　　　　　　體的認識，例如要小朋友說出現在擦拭的是身
　　　　　　　　　　　體的哪個部份。

　　　　　治療階段 2：將乳液或爽身粉倒在海綿上，讓小朋友用乳液
　　　　　　　　　　　或爽身粉擦拭身體，或是由家長幫小朋友擦
　　　　　　　　　　　拭。

活動名稱：小小搬運工

目　　的：提供觸覺、前庭覺、本體覺刺激，降低觸覺防禦情況，增
　　　　　加動作計畫能力。

使用材料：滾筒、布偶、沙包。

適合之活動場所：職能治療室。

內　　容：將布偶或沙包放進大滾筒中，小朋友鑽進大滾筒中，用側
　　　　　翻的方式讓滾筒前進，將沙包及玩偶由起點運至終點。

注意事項：放入滾筒中的必須要為柔軟且沒有尖銳處的玩偶。

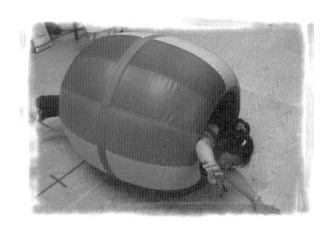

活動名稱：刮鬍泡遊戲

目　　的：給予感覺刺激輸入，降低觸覺防禦情況，增加對身體圖像
　　　　　認識的能力。

使用材料：刮鬍泡、鏡子。

適合之活動場所：家中。

內　　容：與小朋友一同面對鏡子，將刮鬍泡填滿鏡子中所看到的身
　　　　　體部位，或是要求小朋友將指定的身體部位的刮鬍泡擦掉。

　　　　　治療階段 1：從熟悉刮鬍泡的觸感著手，並注意小朋友的情
　　　　　　　　　　　緒反應。

　　　　　治療階段 2：開始從四肢著手，過程中與小朋友對話作為引
　　　　　　　　　　　導，可以增加社會性互動及對身體的認識。

　　　　　治療階段 3：合併不同材質的刮鬍泡，如刮鬍凝膠，實際使
　　　　　　　　　　　用在小朋友全身，建議在浴室使用，可於洗澡
　　　　　　　　　　　時間進行。

活動名稱：指印畫

目　　的：給予感覺刺激輸入，降低觸覺防禦情況，增加手指辨認。

使用材料：廣告顏料、紙、筆、可混入顏料中之素材（例如：沙子、
　　　　　漿糊……）。

適合之活動場所：教室、家中。

內　　容：幫小朋友調好顏料，並給予紙張，指導其利用手指沾取顏
　　　　　料在紙上印出圖畫。

　　　　　治療階段 1：注意小朋友的反應，給予不同黏稠度的素材。

　　　　　治療階段 2：持續注意小朋友的反應，並可以要求小朋友使
　　　　　　　　　　　用不同的手指來進行指印。

　　　　　治療階段 3：合併不同的素材、手指來運用。

活動名稱：**尋寶大作戰**

目　　的：提供感覺刺激輸入，降低觸覺防禦情況。

使用材料：臉盆；不同材質的素材，如：沙子、球、水……；目標物，像是小朋友喜歡的小物品或是糖果。

適合之活動場所：教室、家中、職能治療室。

內　　容：將物品放在裝滿不同材質物品的臉盆中，要求小朋友在其中找到目標物。

　　　　　治療階段 1：以刺激較小的材質開始給予，可以先從水開始，隨時注意小朋友的情緒反應。

　　　　　治療階段 2：再來是沙子、豆子之類的物質，慢慢增加小朋友的忍受度。

注意事項：過於敏感的小朋友建議帶至職能治療師給予完整的評估與治療。

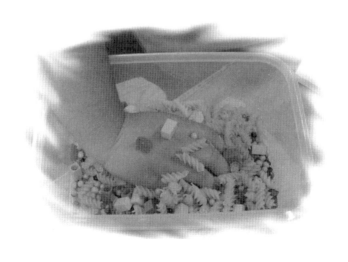

活動名稱：黏貼沙畫

目　　的：增加觸覺刺激，降低觸覺防禦。

使用材料：各種不同顏色的沙子、黏貼厚紙卡、圖畫紙、膠水、白膠、棉花、米、紅豆、綠豆。

適合之活動場所：職能治療室、家中。

內　　容：準備黏貼厚紙卡及各種不同顏色的沙子，讓小朋友用手在黏貼厚紙卡上創作，且把沙子在厚紙卡上塗抹均勻。

　　　　　治療階段 1：準備圖畫紙、膠水及棉花，讓小朋友用手把膠水在圖畫紙上塗抹均勻，再將棉花慢慢貼到有塗抹膠水的地方。

　　　　　治療階段 2：準備白膠、圖畫紙、米粒、紅豆及綠豆，讓小朋友用手將白膠塗抹均勻在圖畫紙上，然後將米粒、紅豆及綠豆黏上。

　　　　　治療階段 3：準備黏貼厚紙卡及各種不同顏色的沙子，讓小朋友在厚紙卡上將沙子塗抹均勻，發揮創意作畫。

活動名稱：土撥鼠

目　　的：增加深壓覺刺激，降低觸覺防禦情況。

使用材料：2-3 件不同重量及材質的被子、各種不同材質的玩具，如：絨布娃娃、積木、塑膠球 ⋯⋯。

適合之活動場所：職能治療室、家中。

內　　容：將各樣的玩具散布在地板上，用被子覆蓋在玩具上，讓小朋友鑽進被子中尋找玩具。

　　　　　治療階段 1：使用材質較平滑、重量較輕的小被子（如涼被），將被子蓋在許多玩具上，讓小朋友鑽進

被子中將玩具搜尋出來。

治療階段 2： 使用材質較為厚實的被子（如棉被），將許多
　　　　　　玩具蓋在被子下，讓小朋友鑽進被子中將玩具
　　　　　　搜尋出來。

治療階段 3： 使用材質較為厚實的被子（如棉被），且可將
　　　　　　被子重複疊上，增加覆蓋在小朋友身上被子的
　　　　　　重量，被子底層藏許多玩具，讓小朋友鑽進被
　　　　　　子中將玩具搜尋出來。

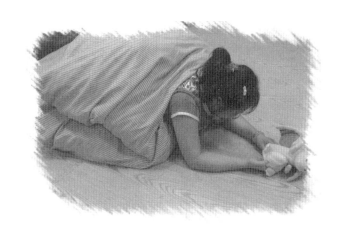

活動名稱：泡泡浴

目　　的： 提供觸覺刺激，減少觸覺防禦的情況。

使用材料： 肥皂、沐浴乳、洗澡海綿、洗澡巾。

適合之活動場所： 家中。

內　　容： 使用不同的潔身器具，在洗澡時塗抹及擦洗身體。

治療階段 1： 讓小朋友用肥皂在手中搓出泡泡，將泡泡塗抹
　　　　　　在手腳，漸漸再往自己的身體塗抹。

治療階段 2： 讓小朋友壓擠沐浴乳在洗澡海綿上，搓揉起泡

後，用洗澡海綿洗澡，擦洗自己的身體，原則
也是從手腳開始，漸漸洗向身體中心。

治療階段 3：讓小朋友壓擠沐浴乳在較粗糙的洗澡巾上，搓
揉起泡後，用洗澡巾洗澡，擦洗自己的身體，
原則也是從手腳開始，漸漸洗向身體中心。

二　重力不安全症

活動名稱：小馬王

目　　　的：提供前庭覺、本體覺刺激，降低重力不安全感，增加動作
計畫能力。

使用材料：水平式滾筒（horizontal roller）、籃子、大積木、沙包。

適合之活動場所：職能治療室、有鞦韆的公園。

內　　　容：讓小朋友跨坐在滾筒上，手持沙包，將籃子擺在滾筒前方，
以前後擺盪方式，要求小朋友將沙包放置籃子中。

治療階段 1：一開始可以降低滾桶的高度，讓小朋友跨坐在
滾筒上，雙腳著地減低害怕的感覺，以幅度小
的擺盪開始，前後擺盪。若小朋友害怕擺盪的
感覺，可以讓小朋友扶著治療師或父母的手以
減輕小朋友害怕的感覺。

治療階段 2：增加滾筒高度，讓孩子踮腳尖時可以碰到地
面，小朋友跨坐在滾筒上，試著用身體前後擺
盪的方式盪鞦韆。

治療階段 3：讓小朋友跨坐在滾筒上，雙腳離地，用前後擺
動的方式前進，將籃子放在小朋友伸手不可以
碰到的地方，讓小朋友以盪鞦韆的方式，增加

移動距離以將沙包放進籃子中。可以將籃子擺在不同的方向，讓小朋友運用不同的擺盪方式。若在有鞦韆的公園可以用同樣的方式進行，讓小朋友以盪鞦韆的方式拿取放在家長手中的物品。

注意事項：在鞦韆的兩旁須放置軟墊，避免小朋友跌落受傷；在戶外以鞦韆進行活動時，鞦韆擺盪的幅度別太大，避免小朋友從鞦韆上跌落。過程中要叮嚀小朋友抓住滾筒或鞦韆的繩子。

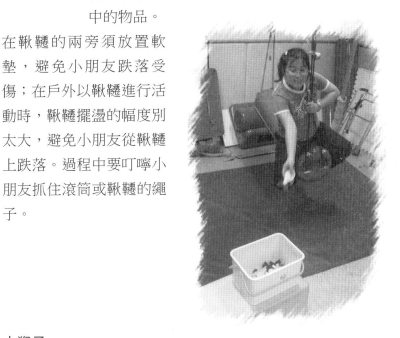

活動名稱：小猴子

目　　的：提供前庭覺及本體覺刺激，降低重力不安全感、增進動作計畫能力。

使用材料：黏土、塑膠玩偶、繩梯。

適合之活動場所：職能治療室。

內　　容：用黏土將塑膠玩偶黏貼在繩梯上，讓小朋友爬上繩梯將塑膠玩偶取下。

治療階段 1：用黏土將塑膠玩偶黏貼在繩梯上，先以小朋友伸手可及或踮腳尖可以碰觸到的高度開始，讓小朋友將塑膠玩偶取下。

治療階段 2：用黏土將塑膠玩偶黏貼在小朋友爬上 1 到 2 格
　　　　　　繩梯可以碰觸的高度，讓小朋友爬上繩梯將塑
　　　　　　膠玩偶取下。

治療階段 3：用黏土將塑膠玩偶黏貼在繩梯的最高層，讓小
　　　　　　朋友爬上繩梯將塑膠玩偶取下。

注意事項：繩梯四周須鋪設軟墊，避免
　　　　　　小朋友受傷；進行過程中可
　　　　　　以適時協助小朋友爬上繩
　　　　　　梯。

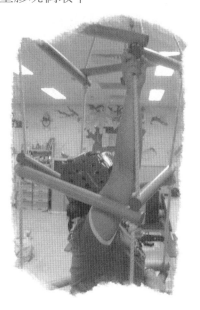

活動名稱：**搖滾大球**

目　　的：提供前庭本體刺激，改善重力不安全感。

使用材料：治療大球（以大小分級）、節奏感分明的音樂。

適合之活動場所：職能治療室、家中。

內　　容：請小朋友坐在大球上，跟著音樂節奏做上下彈跳的動作。

治療階段 1：雙腳觸地、並給予節奏較緩慢音樂。

治療階段 2：節奏加快，一腳漸漸離地。

治療階段 3：雙腳皆離地。

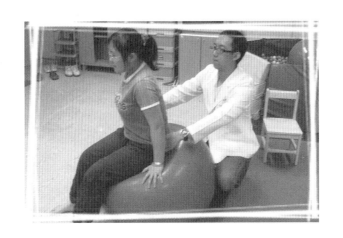

活動名稱：滑板超人

目　　　的：增加前庭刺激，改善重力不安全感。

使用材料：滑板、大積木。

適合之活動場所：職能治療室、操場。

內　　　容：要求小朋友乘坐在滑板上，並從斜坡滑下來衝撞積木群。

　　　　　　治療階段1：可以先從平地開始，由治療師推動滑板。

　　　　　　治療階段2：再來使用斜坡，但是小朋友以直立坐姿乘坐滑板。

　　　　　　治療階段3：要求小朋友以趴姿來乘坐滑板，並隨時注意小朋友的情緒。

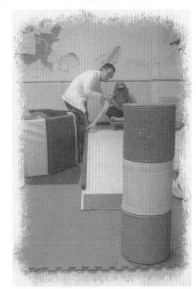

活動名稱：橋上釣魚

目　　的：增加地心引力的刺激，降低重力不安全感。

使用材料：平衡木、吸鐵釣竿、磁鐵魚蝦、小桶子、積木塊。

適合之活動場所：職能治療室。

內　　容：將磁鐵魚蝦散布灑在平衡木旁，小朋友手持吸鐵釣竿及小桶子，走上平衡木後，釣起魚蝦放入小桶子中。

治療階段 1：將平衡木平擺在地板上，磁鐵魚蝦散布灑在平衡木旁，小朋友手持吸鐵釣竿及小桶子，走上平衡木後，維持平衡，彎腰釣磁鐵魚蝦，然後將釣起的魚蝦放入小桶子中。

治療階段 2：將平衡木架高（約離地 5 公分），磁鐵魚蝦散布灑在平衡木旁，小朋友手持吸鐵釣竿及小桶子，走上平衡木後，維持平衡，彎腰釣磁鐵魚蝦，然後將釣起的魚蝦放入小桶子中。

治療階段 3：將平衡木架高（約離地 5 公分），且在平衡木表面上放置 3 公分高的積木當成障礙物，磁鐵魚蝦散布灑在平衡木旁，小朋友手持吸鐵釣竿及小桶子。出發前小朋友須緊記老師所需要的魚蝦數量，在平衡木上須跨越積木障礙物，彎腰釣所指定數量的磁鐵魚蝦，然後將釣起的魚蝦放入小桶子中。

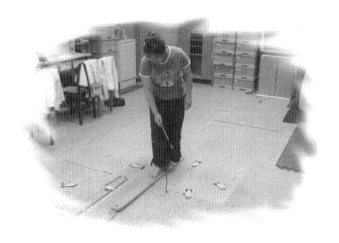

活動名稱：障礙籃球

目　　的：增加本體覺刺激，降低重力不安全感。

使用材料：大型積木、籃球架、小型籃球。

適合之活動場所：職能治療室。

內　　容：用大型積木拼裝成階梯，在階梯前方擺放籃球架，讓小朋友上階梯投籃。

　　　　　治療階段 1：先擺設兩階的樓梯，階梯前擺放籃框架讓小朋友上階梯投籃。上階梯動作可訓練小朋友的平衡能力，投籃時會訓練小朋友的動作計畫能力。

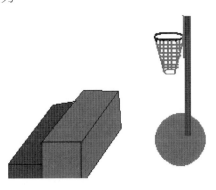

治療階段 2： 擺設三階的樓梯，階梯前擺放籃框架讓小朋友
上階梯投籃。

治療階段 3： 擺設三階的樓梯，階梯前擺放籃框架讓小朋友
上下階梯投籃。

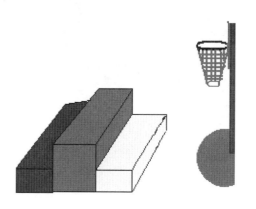

活動名稱：神槍手

目　　的：增加前庭刺激，降低重力不安全感。

使用材料：懸吊系統、方形板鞦韆（platform swing）、水平式滾筒鞦
韆（horizontal roller）、大型積木、絨布娃娃、球。

適合之活動場所：職能治療室。

內　　容：在鞦韆前方放大型積木，積木上擺放絨布娃娃，讓小朋友
坐在鞦韆上，前後搖晃，並以手拿球丟前方積木上的絨布
娃娃。

治療階段 1： 讓小朋友坐在方形鞦韆上，腳著地，自己慢慢
的前後搖晃，手拿球丟前方積木上的絨布娃
娃。

治療階段 2： 讓小朋友坐上方形鞦韆，腳離地，嘗試用身體
搖晃鞦韆，手拿球丟前方積木上的絨布娃娃。

治療階段 3： 讓小朋友坐上滾筒狀鞦韆，腳離地，嘗試用身
體搖晃鞦韆，自己慢慢的前後搖晃，手拿球丟
前方積木上的絨布娃娃。

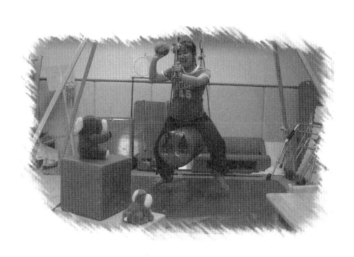

三 前庭 — 本體過度反應

活動名稱：小小漁夫

目　　的：提供前庭覺、本體覺刺激，降低前庭本體過度的反應。

使用材料：滑板、粗繩、球或沙包、籃子。

適合之活動場所：職能治療室、家中。

內　　容：讓小朋友坐在滑板上，以手拉繩子的方式前進，滑板路徑
的兩側可放置沙包當成魚，讓小朋友抓到籃子中。

治療階段 1： 在磁磚地板上，讓小朋友坐在滑板上，以手拉
繩子的方式前進，滑板路徑的兩側可放置沙包
當成魚，讓小朋友抓到籃子中。

治療階段 2：一樣讓小朋友坐在滑板上，以手拉繩子的方式
　　　　　　前進，活動換成在鋪巧拼的地板上，可以增加
　　　　　　摩擦力，進而增加本體覺的輸入；滑板路徑的
　　　　　　兩側放置不同顏色的球，讓小朋友抓到籃子
　　　　　　中，活動中可以改變不同的指令，例如：抓三
　　　　　　條在左邊的魚或請在右邊抓五條藍色的魚，增
　　　　　　加小朋友左右區辨能力及數字、顏色的概念。

注意事項：若繩子太細小朋友在抓取時會比較容易擦傷，建議用比較
　　　　　粗的繩子避免受傷。可在四周鋪設軟墊避免小朋友跌倒受傷。

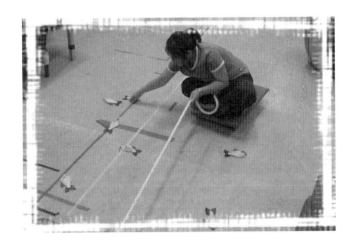

活動名稱：盪鞦韆

目　　　的：提供前庭覺、本體覺刺激，降低前庭本體過度反應。

使用材料：T 型鞦韆（T swing）。

適合之活動場所：職能治療室。

內　　　容：讓小朋友環抱著 T 型鞦韆，往各個方向搖動。

　　　　　　治療階段 1：讓小朋友環抱著 T 型鞦韆，由治療師推動小朋
　　　　　　　　　　　　友盪鞦韆，一開始以小幅度的左右擺盪為主，

在小朋友抱緊鞦韆的過程中就會獲得本體覺刺激，鞦韆的擺盪可以提供小朋友前庭覺刺激。

治療階段 2：讓小朋友環抱著 T 型鞦韆，由治療師推動小朋友盪鞦韆，擺盪幅度逐漸加大，以前後的擺盪為主。

治療階段 3：讓小朋友環抱著 T 型鞦韆，由治療師推動小朋友盪鞦韆，擺盪幅度加大，以前後左右方式擺盪，也可以搭配圓形的擺盪。

注意事項：過程中可以隨時觀察並詢問小朋友是否有不舒服的感覺，若有嘔吐不舒服的感覺即停止活動；鞦韆的四周須擺設軟墊，以防小朋友跌落時受傷；過程中須提醒小朋友抱緊鞦韆以防跌落。

活動名稱：小泰山

目　　的：提供前庭覺、本體覺刺激，降低前庭本體過度反應。

使用材料：懸吊系統、大積木、玩偶。

適合之活動場所：職能治療室。

內　　容：讓小朋友抓住懸吊系統的橫桿，在俯衝的路徑上放置玩偶，讓小朋友用腳夾玩偶，從高處俯衝至球池。

治療階段 1：小朋友抓住懸吊系統的橫桿，從高處俯衝至球池，治療師或家長可以先扶著小朋友緩緩前進。

治療階段 2：小朋友抓住懸吊系統的橫桿，從高處俯衝至球池，這時可以不用再扶著小朋友，讓小朋友自己抓著橫桿俯衝至球池。也可以在俯衝的路徑上放置玩偶，讓小朋友用腳夾玩偶，可以增進小朋友的動作計畫能力。

注意事項：在懸吊系統下方須放置軟墊，以防止小朋友受傷；過程中
　　　　　須提醒小朋友抓緊橫桿，避免跌落。

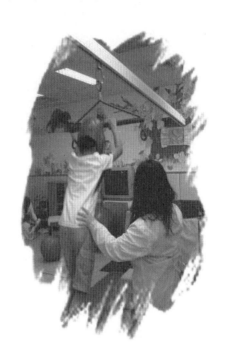

活動名稱：搬運工人

目　　的：提供前庭覺、本體覺刺激，降低前庭本體過度反應。

使用材料：滾筒、沙包。

適合之活動場所：職能治療室。

內　　容：將沙包放在大滾筒內，將終點設在斜坡上，讓小朋友用推
　　　　　滾筒的方式將沙包由起點運至終點。

　　　　　治療階段 1：將沙包放在大滾筒內，在平坦地面上，讓小朋
　　　　　　　　　　　友用推滾筒的方式將沙包由起點運至終點。

　　　　　治療階段 2：將沙包放在大滾筒內，讓小朋友用推滾筒的方
　　　　　　　　　　　式將沙包由起點運至終點，可在地面鋪上軟墊

增加滾筒行進的阻力，進而增加本體覺的輸入。

治療階段 3： 將沙包放在大滾筒內，讓小朋友用推滾筒的方式將沙包由起點運至終點，可在地面鋪上軟墊或將終點設在斜坡上增加滾筒行進的阻力，進而增加本體覺及前庭覺的輸入。

注意事項：將滾筒推下斜坡時須注意小朋友的安全，必要時給予協助。

活動名稱：**老牛拉車**

目　　的：提供前庭和本體刺激，改善嫌惡反應；增加物品、數字認識能力及短期記憶力。

使用材料：童軍繩、滑板、紙牌，有數字或是日常生活用品之圖卡。

適合之活動場所：家中、職能治療室。

內　　容：將童軍繩固定在穩固的物體上，例如柱子或是治療師手中，並將圖卡散落一地，要求小朋友乘坐在滑板車上，牽拉繩子拉往固定處，活動中間要求小朋友撿拾指定的圖卡。

治療階段 1： 從短距離開始，圖卡規定一次拿 2-3 種，可以加以訓練短程記憶力。

治療階段 2： 慢慢增加距離，並增加指定圖卡數。

治療階段 3： 可以要求小朋友背載有重物的書包或是重量背心，且距離可拉長，圖卡種類不超過 7 種。

活動名稱：烏龜前進

目　　的：提供前庭和本體刺激，改善嫌惡反應，以及粗大動作協調及計畫能力。

使用材料：滑板車。

適合之活動場所：家中、教室、職能治療室。

內　　容：請小朋友趴在滑板車上，以四肢並用的方式前進，在終點處放置目標物，要求小朋友做競賽。

治療階段1：要求小朋友頭要抬起，並注意小朋友的反應。

治療階段2：背起重物前進，增加本體輸入。

治療階段3：要求小朋友在地板上以手腳並行前進，依然加裝重物。

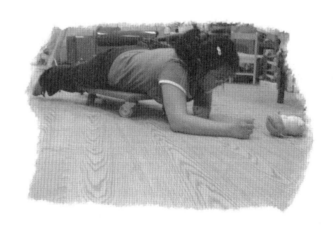

活動名稱：鐘樓怪人

目　　的：提供前庭和本體刺激，改善嫌惡反應。

使用材料：懸吊系統、直立型滾筒。

適合之活動場所：職能治療室。

內　　容：請小朋友抱住懸吊的滾筒，不要被搖晃的力量甩下來。

治療階段 1：一開始擺動幅度較緩較慢。

治療階段 2：提升擺動幅度與速度，並可請小朋友身上背載重物。

治療階段 3：可以要求小朋友根據指令伸出四肢，或是撿拾沙包丟擲。

活動名稱：眼明手快

目　　的：增加前庭和本體的刺激，降低前庭本體過度的反應。

使用材料：懸吊系統、方形板鞦韆（platform swing）、各種顏色的塑膠球。

適合之活動場所：職能治療室。

內　　容：讓小朋友趴在懸吊的滾筒上，把塑膠球散布在懸吊系統下方，以不同方向搖動滾筒，撿起治療師所要求的球數和球的顏色。

治療階段 1：讓小朋友趴在懸吊的滾筒上，治療師輕輕且直線性地搖動滾筒。讓小朋友適應此種刺激。

治療階段 2：讓小朋友趴抱在懸吊的滾筒上，把塑膠球散布在懸吊系統下方，治療師輕輕往不同方向搖動滾筒。讓小朋友撿球，在一定的時間內，撿完治療師所要求的球數，便可給予獎勵。

治療階段 3：讓小朋友趴抱在懸吊的滾筒上，把塑膠球散布在懸吊系統下方，讓小朋友自己用腳往不同方向搖動滾筒。在一定的時間內，撿完治療師所要求的球數和球的顏色，便可給予獎勵。

注意事項：要適時觀察小朋友在鞦韆或懸吊系統上的狀況，避免造成嘔吐、癲癇等症狀。

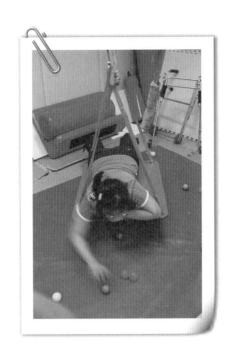

活動名稱：手推足球

目　　的：增加前庭和本體刺激，降低前庭、本體過度的反應。

使用材料：懸吊系統、方形板鞦韆（platform swing）、不同大小及重量的球、球門。

適合之活動場所：職能治療室。

內　　容：讓小朋友趴在鞦韆上，鞦韆前方擺球門，輕輕搖動鞦韆，用手推不同重量的球入球門。

治療階段 1：讓小朋友趴在鞦韆上，治療師輕輕且直線性地搖動鞦韆。讓小朋友適應此種刺激。

治療階段 2：讓小朋友趴在鞦韆上，治療師輕輕搖動鞦韆，小朋友對準球門，用手推較輕的球入球門

治療階段 3：讓小朋友趴在鞦韆上，自己用腳搖動鞦韆，對準球門，用手推不同重量的球入球門。球門的

擺放方向可以更改，訓練小朋友注意力及動作計畫的能力；球門大小可以變動，增加小朋友上肢的協調能力及臂力。

注意事項：要適時觀察小朋友在懸吊系統上的狀況，避免造成嘔吐、癲癇等症狀。

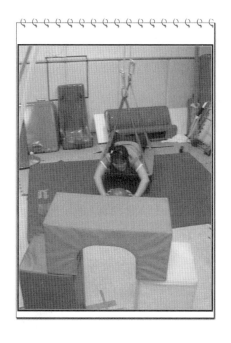

四　前庭－本體處理分辨異常
（含對前庭－本體刺激之反應不足）

活動名稱：小飛俠

目　　的：提供前庭覺及本體覺刺激，改善前庭覺處理功能。

使用材料：彈簧床、氣球。

適合之活動場所：職能治療室、家中。

內　　容：小朋友站在彈簧床上，家長或治療師將汽球拿在高處或用
　　　　　細線將氣球固定在半空中，讓小朋友以彈跳的方式將氣球
　　　　　取下。在家中可以在彈簧床
　　　　　上進行遊戲，家長和小朋友
　　　　　一起站在彈簧床上，讓小朋
　　　　　以彈跳的方式搶下大人手中
　　　　　的氣球。

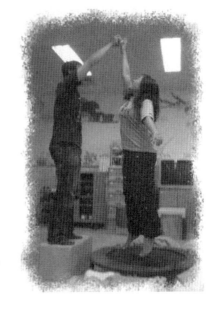

階段 1：將氣球擺在小朋友
　　　　　伸直手站立再高一
　　　　　個手掌的位置。

階段 2：可將氣球擺在比階
　　　　　段 1 更高的高度。

注意事項：彈簧床四周須放置軟墊避免
　　　　　小朋友跌倒受傷。

活動名稱：賽馬

目　　的：提供前庭覺及本體覺刺激。

使用材料：跳跳馬、軟積木。

適合之活動場所：職能治療室。

內　　容：讓小朋友騎在跳跳馬上，以上下彈跳的方式前進，由起點
　　　　　騎到終點。可以安排多位小朋友一起競賽。

　　　　　階段 1：讓小朋友由起點騎到終點的方式競賽。

　　　　　階段 2：以障礙賽的方式進行，路途中可以安排大的軟積木
　　　　　　　　　讓小朋友穿越。

注意事項：途中的障礙物必須是柔軟的物品，避免小朋友受傷。

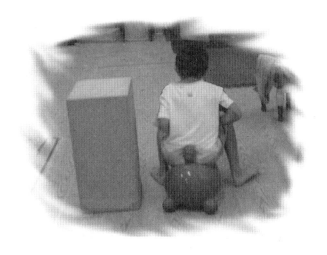

活動名稱：灌籃高手

目　　的：提供前庭覺、本體覺刺激，改善前庭－本體處理分辨異常，
　　　　　增加動作計畫能力。

使用材料：籃框、球、沙包、洗衣籃、排球、籃球、海灘球。

適合之活動場所：家中、職能治療室、戶外籃球場、教室。

內　　容：讓小朋友站在籃框前，將沙包投入籃框中。治療師或家長
　　　　　可以和小朋友比賽進球數。在家中可以用洗衣籃代替籃框，
　　　　　將籃球投入洗衣籃中，或是到戶外籃球場進行投籃遊戲。

　　　　　階段 1：讓小朋友站在籃框前 3 公尺的位置進行活動，將沙
　　　　　　　　　包投入籃框中；若在家中或戶外可以讓小朋友練習

投籃球。

階段 2： 讓小朋友站在籃框前 4 公尺的位置進行活動，將沙包投入籃框中；若在家中或戶外可以讓小朋友練習投排球。

階段 3： 讓小朋友站在籃框前 4 公尺以上的位置，將空心的塑膠球投入籃框中。若在家中或戶外可以讓小朋友練習投海灘球。

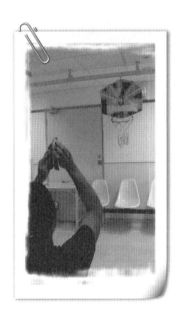
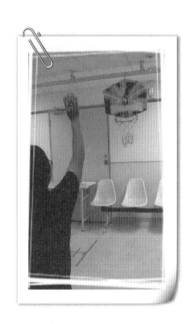

活動名稱：棒球大聯盟

目　　的：提供前庭覺、本體覺刺激，改善前庭－本體處理分辨異常，增加動作計畫能力。

使用材料：大沙包、中沙包、小沙包、桌子。

適合之活動場所：家中、職能治療室、教室。

內　　容：讓小朋友站在桌子前，以下手投擲的方式將沙包向前投擲，

讓沙包停留在桌子上，可安排其他小朋友一起競賽。

階段 1： 讓小朋友站在桌子前 3 公尺的位置，投擲大沙包。

階段 2： 讓小朋友站在桌子前 4 公尺的位置，投擲中沙包。

階段 3： 讓小朋友站在桌子前 4 公尺以上的位置，投擲小沙包。

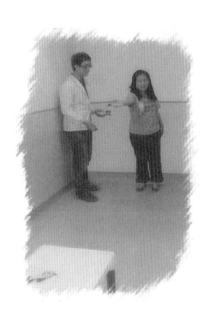

活動名稱：抓鬼

目　　的：提供前庭覺、本體覺刺激，改善前庭－本體處理分辨異常，增加動作計畫能力。

使用材料：大的軟積木。

適合之活動場所：職能治療室、家中、戶外。

內　　容：治療師或家長當鬼抓小朋友，被抓到的人要當鬼繼續抓另一位小朋友，可安排多位小朋友一起進行。

階段 1： 在空曠的場地進行。

階段 2： 可在場地裡放置大的軟積木，增加小朋友在躲避時的難度。

注意事項：活動可在鋪巧拼的地板上進行，避免小朋友跌倒時受傷。

活動名稱：救難小英雄

目　　的：以直線性活動提供前庭覺、本體覺刺激，改善耳石感覺處理問題。

使用材料：懸吊系統、方形板鞦韆（platform swing）、球或布偶；本活動亦可以使用校園的鞦韆系統，但是須注意安全。

適合之活動場所：學校、職能治療室。

內　　容：請小朋友乘坐在鞦韆板上並由懸吊系統拉起，將目標物擺放在懸吊擺盪的軌跡附近，要求小朋友在擺盪的同時也要去撿取球或布偶。

　　　　　階段 1：給予刺激時擺盪幅度不要太大，並請小朋友頭要擺正，必要時可以將鏡子置於前方，給予視覺回饋

　　　　　階段 2：慢慢加大擺盪的幅度。

　　　　　階段 3：治療師可以隨機擺放球或布偶，或是懸吊於小朋友頭部上方，要求小朋友抬頭，給予不同平面的直線刺激。

注意事項：活動中若小朋友出現頭暈的現象時要馬上停止活動。

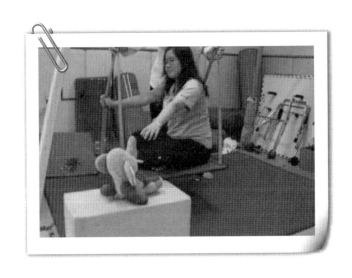

活動名稱：**旋轉坦克**

目　　的：提供前庭覺、本體覺刺激，改善前庭－本體處理分辨異常。

使用材料：旋轉盤、球、布偶。

適合之活動場所：家中、職能治療室。

內　　容：將小朋友置於旋轉盤上，要求小朋友聽從治療師的口頭指
　　　　　令，在旋轉的時候撿取地上的球並丟擲布偶，治療師以不
　　　　　同的口頭指令改變動作難度，例如加快速度、更改旋轉方
　　　　　向或是變換目標物擺放的位置等。

注意事項：活動中若小朋友出現頭暈的現象時要馬上停止活動。

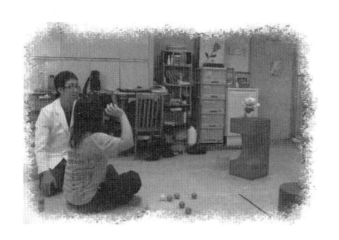

活動名稱：**騎馬打仗**

目　　的：提供前庭覺、本體覺刺激，改善前庭－本體處理分辨異常。

使用材料：跳跳馬，海綿球棒。

適合之活動場所：家中、職能治療室。

內　　容：由多位小朋友、家長或治療師一同進行遊戲，小朋友騎乘
　　　　　著跳跳馬與治療師、家長們追逐，雙方使用海綿球棒碰觸
　　　　　對方身體來比賽，碰到次數多者為輸。

　　　　　階段 1：儘量讓小朋友乘坐跳跳馬，使用彈跳的方式給予刺激。
　　　　　階段 2：可以在地上鋪上棉被，給予不同的前庭覺、本體覺刺激輸入。
　　注意事項：本活動要在空曠的地方進行，若空間中有障礙物，儘量在障礙物四周鋪上軟墊避免受傷。

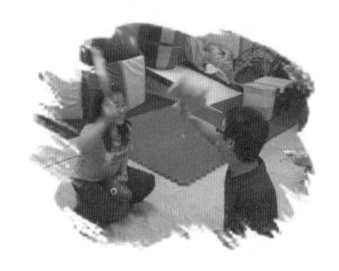

活動名稱：拔河

目　　　的：提供前庭覺、本體覺刺激，改善前庭－本體處理分辨異常，增加動作計畫能力。

使用材料：童軍繩、大積木或板凳。

適合之活動場所：教室、家中、職能治療室。

內　　　容：請小朋友與家長或治療師共同站在大積木或是板凳上面，並將童軍繩纏繞過腰，治療師下開始口令後，兩邊的人要想辦法讓對方從積木上掉下來。

　　　　　階段 1：治療師要注意力道拿捏並且要給予口語的指導。

階段2：慢慢給予更大的阻力（治療師可以更用力拉繩
　　　　子）。

階段3：給阻力的同時，也可以讓小朋友背負重量或是將沙
　　　　包放在小朋友的口袋中，增加本體覺輸入。

注意事項：活動要在空曠的場地進行，避免小朋友跌倒時碰撞到桌子
　　　　　或椅子。

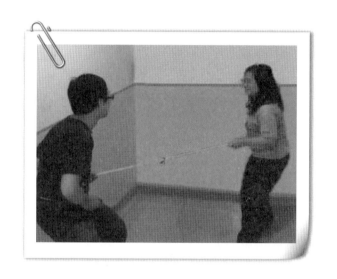

活動名稱：龍捲風

目　　的：提供前庭覺、本體覺刺激，改善反應不足的問題，增加社
　　　　　會性互動。

使用材料：懸吊系統、滾筒。

適合之活動場所：職能治療室。

內　　容：要求小朋友倒立抓握住滾筒，類似「烤乳豬」的姿勢，小
　　　　　朋友抓好之後，開始旋轉懸吊系統；過程中可以和小朋友
　　　　　對話增加社會性互動。

階段1：一開始速度較緩慢，且呈現單純旋轉模式。

　　　　　階段 2： 可以合併各個方向的移動。

　　　　　階段 3： 在小朋友身上增加重量。

注意事項： 四周要擺上軟墊，避免小朋友跌落時受傷。

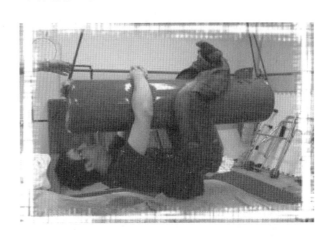

活動名稱：狙擊手

目　　　的：提供前庭覺、本體覺刺激，改善反應不足的問題。

使用材料：鞦韆板、拍子、繩子、玩偶。

適合之活動場所：職能治療室。

內　　　容：讓小朋友拿拍子坐在鞦韆上，將玩偶用繩子綁在懸吊系統
　　　　　上，治療師輕輕將鞦韆前後搖動，當鞦韆搖向前方時，小
　　　　　朋友便須擊中玩偶。

　　　　　階段 1： 讓小朋友趴在鞦韆板上，輕輕搖動鞦韆板，讓小朋
　　　　　　　　　友慢慢適應感覺刺激的強度。

　　　　　階段 2： 以小朋友移動，玩偶不動的方式進行。

　　　　　階段 3： 推動玩偶讓玩偶晃動，讓小朋友向前移動時打擊晃
　　　　　　　　　動的玩偶。

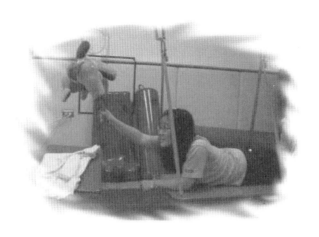

活動名稱：猴子上樹

目　　的：增加前庭覺、本體覺的刺激，改善前庭－本體處理分辨異常。

使用材料：黏土、繩梯、安全帽、小桶子、繩子。

適合之活動場所：職能治療室。

內　　容：治療師將黏土揉成數個小球，黏在繩梯上，小朋友頭戴安全帽，將小桶子用繩子綁在腰際，讓小朋友爬上繩梯將黏土團取下，放進桶子裡。

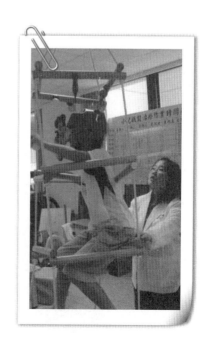

　　　　　階段 1：將黏土黏在繩梯的第 3 或第 4 階上，讓小朋友進行活動。

　　　　　階段 2：將黏土黏在繩梯的第 5 或第 6 階上，

讓小朋友進行活動。

階段 3：將黏土黏在繩梯的最高階上，讓小朋友進行活動。

活動名稱：丟丟樂

目　　的：增加前庭的感覺刺激。

使用材料：直立式滾筒、懸吊系統、數個玩偶、球、不同高低的大型
積木。

適合之活動場所：職能治療室。

內　　容：讓小朋友抱坐在滾筒上，先在滾筒前方擺一個軟積木，在
上面放置玩偶。治療師將鞦韆輕微搖晃，拿球丟前方積木
上的玩偶。

階段 1：鞦韆前方放置 1 個與鞦韆同高的積木，在上面放置
玩偶讓小朋友進行活動。

階段 2：鞦韆前方放置 3 個高度不相同的積木，在上面放置
玩偶讓小朋友進行活動。

階段 3：鞦韆前方放置 5 到 6 個高度不相同的積木，在上面
放置玩偶讓小朋友進行活動。

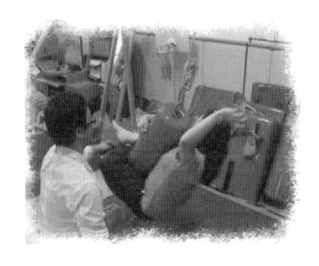

五　運用能力障礙

活動名稱：打擊王

目　　　的：促進眼球動作發展，增進動作計畫能力。

使用材料：球拍或球棒、球。

適合之活動場所：家中、職能治療室。

內　　　容：站在小朋友前方將球往上拋高，請小朋友用球拍將球擊下。可以指定小朋友只能打擊某種顏色的球。若小朋友的注意力較差，可以用螢光球並且將治療空間的光線調暗，吸引小朋友的注意力。

　　　　　　階段 1： 站在小朋友前方投球，以一次丟 1 顆球的方式進行活動。

　　　　　　階段 2： 站在小朋友前方投球，以一次丟 2 到 3 顆球的方式進行活動。

　　　　　　階段 3： 站在小朋友側面投球，請小朋友面向前方，以一次丟 2 到 3 顆球的方式進行活動。

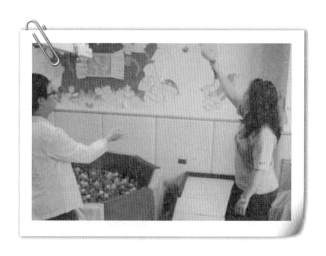

活動名稱：七手八腳

目　　的：增加數字及身體的認識，增進動作計畫能力。

使用材料：巧拼、空白紙、麥克筆。

適合之活動場所：家中、職能治療室、教室。

內　　容：將巧拼拼成正方形，在白紙上寫上數字分別貼在每塊巧拼上；由治療師或家長指定將手或腳放置在某個數字的巧拼上，例如：左手放在 7 上，右腳放在 1 上。家長或治療師可以和小朋友競賽以增加遊戲性（playfulness）。

　　　　　階段 1：以 4 片 × 4 片的正方形進行活動，必要時可以給予小朋友提示。

　　　　　階段 2：以 3 片 × 3 片的正方形進行活動，慢慢減少提示。

　　　　　階段 3：以 3 片 × 3 片的正方形進行活動，並要求小朋友在指定秒數內做到。

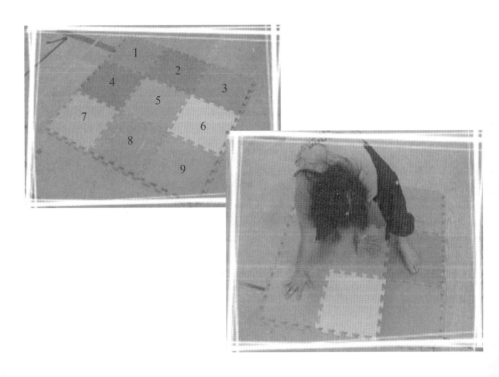

活動名稱：**跨欄比賽**

目　　的：改善粗大動作協調，增進動作計畫能力。

使用材料：小凳子或是不超過小腿三分之二高度的物品、玩偶。

適合之活動場所：家中、職能治療室、教室。

內　　容：排列小凳子或是玩偶成一直線，要求小朋友從起點走到終
　　　　　點，終點處擺放獎品。

　　　　　階段 1： 物品排列間距固定，並且夠長；必要時給予小朋友
　　　　　　　　　協助。

　　　　　階段 2： 間距長度縮短，並且慢慢減少指導。

　　　　　階段 3： 物品間排列間距及長度不固定。

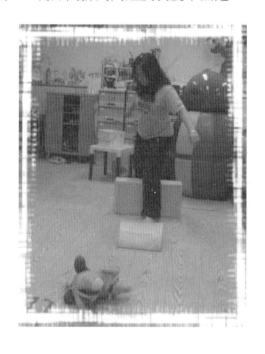

活動名稱：躲避球

目　　　的：改善選擇性注意力與反應，增進動作計畫能力。

使用材料：躲避球。

適合之活動場所：家中、職能治療室、教室。

內　　　容：需 3 人以上進行之團體活動，分外場 2 人、內場 1 人；每
個人有 5 次被擊中的機會，在丟球 20 次當中看誰被擊中的
次數最少就是贏家；活動進行時需要給予起始指令。

階段 1：起始指令的頻率與間段長度固定，外場者不能做假
動作。

階段 2：起始指令的頻率與間段長度固定，但外場者能開始
做假動作。

階段 3：起始指令的頻率、間段長度與假動作以不規則型態
出現。

注意事項：須注意投擲的力道，避免小朋友受傷。

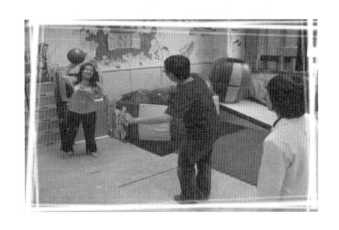

活動名稱：**跳房子**

目　　的：增加雙側動作協調、身體姿勢及順序的運用。

使用材料：巧拼、粉筆、大紙板、沙包。

適合之活動場所：職能治療室、家中、學校。

內　　容：使用巧拼排出簡單的形狀及貼上腳印，巧拼的大小一樣，讓小朋練習簡單的單腳及雙腳跳。

階段 1：使用巧拼排出簡單的形狀及貼上腳印，如下圖，讓小朋友練習簡單的單腳及雙腳跳。

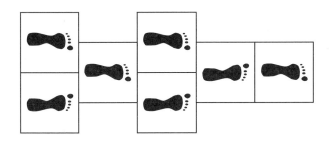

階段 2：讓小朋友背對巧拼丟沙包，丟完之後開始跳格子。移除腳印提示，更能訓練小朋友順序計畫能力及身體姿勢的協調。

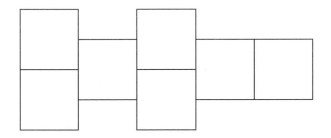

階段 3：在大紙板上用粉筆畫出不同樣式、不同大小的格子，讓小朋友背對格子丟沙包，丟完之後開始跳格子。因為格子大小形狀不同，更能訓練小朋友動作計畫能力及身體姿勢的協調。

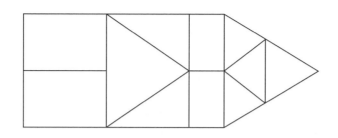

活動名稱：球球瀑布

目　　的：增加小朋友的口語命令運用及動作計畫能力。

使用材料：不同顏色的塑膠球、斜坡、桶子。

適合之活動場所：職能治療室、學校。

內　　容：治療師坐在斜坡的上方，小朋友拿著桶子坐在斜坡的下方。
治療師在斜坡上方同時放下 2 顆不同顏色塑膠球，在球滾
下時治療師指定一個顏色，小朋友必須選擇所指定顏色的
球，把球抓進桶子中。若小朋友的注意力較差，可以用螢
光球並且將治療空間的光線調暗，吸引小朋友的注意力。
階段 1：以一次 1 顆球的方式進行活動。

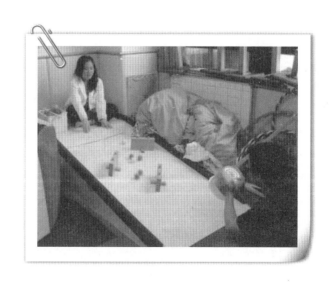

　　　　階段 2： 以一次 3 到 4 顆球的方式進行活動。

　　　　階段 3： 以一次 3 到 4 顆球的方式進行活動，並在斜坡上擺
　　　　　　　　上障礙物，減緩球下降速度。

活動名稱：簡單有氧體操

目　　的：增加身體雙側協調、姿勢及順序運用計畫。

使用材料：適合的音樂或節拍。

適合之活動場所：家中、職能治療室、學校。

內　　容：跟隨音樂或節拍進行活動。

　　　　階段 1： 跟隨音樂，做頭－肩膀－膝－腳趾的動作。

　　　　階段 2： 跟隨老師的節拍，做同手同腳及不同手不同腳的跳
　　　　　　　　躍動作。

　　　　階段 3： 跟隨老師節拍，重複做拍打身體各部位的動作，30
　　　　　　　　秒內做完 5 次循環。

　　　　（動作順序如下）

　　　　(1) 雙手拍 → 右手拍左肩 → 雙手拍 → 左手拍右肩。

　　　　(2) 雙手拍 → 右手拍左大腿 → 雙手拍 → 左手拍右大腿。

　　　　(3) 雙手拍 → 右手向後拍左腳掌 → 雙手拍 → 左手向後拍
　　　　　　右腳掌。

六　視覺空間能力異常

活動名稱：拼圖

目　　　的：增進視覺空間處理能力。

使用材料：不同大小及背景複雜程度不同的拼圖。

適合之活動場所：職能治療室、家中、教室。

內　　　容：讓小朋友排不同難度的拼圖。

　　　　　　階段 1：單一背景顏色、單一主體圖示的簡單 3×3 片拼
　　　　　　　　　　圖。簡單圖示，如：單一動物、水果、日常生活用
　　　　　　　　　　具。

　　　　　　階段 2：簡單漸層背景顏色、主體圖示 2 個以上的 4×4
　　　　　　　　　　片拼圖，如：蘋果和香蕉擺盤；書本、鉛筆和書
　　　　　　　　　　包……。

　　　　　　階段 3：複雜的背景顏色及主體圖示的 5×5 片拼圖。

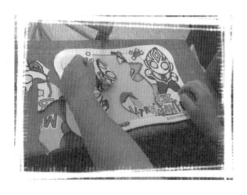
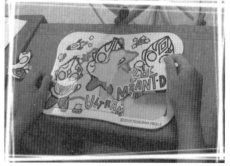

活動名稱：**摺紙**

目　　的：增加視覺空間處理的能力。

使用材料：各種顏色的色紙、摺紙圖本。

適合之活動場所：職能治療室、家中、教室。

內　　容：挑選不同大小的紙張，讓小朋友摺各式各樣不同難度的圖形。

　　　　　階段1：挑選大型紙張（17cm×17cm）、步驟較少的圖形，並帶領著小朋友逐步進行。

　　　　　階段2：挑選中型紙張（15cm×15cm）、步驟次數適當的圖形，並帶領著小朋友逐步進行。

　　　　　階段3：挑選小型紙張（10cm×10cm）、步驟次數繁瑣的圖形，讓小朋友依照教學圖本自己摺紙。

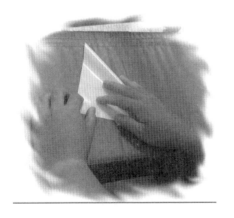 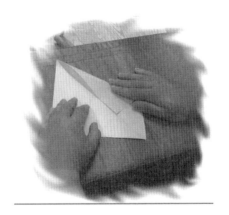

活動名稱：**蓋城堡**

目　　的：增加視覺空間處理的能力。

使用材料：不同大小、顏色及形狀的積木、2D圖卡。

適合之活動場所：職能治療室、家中、教室。

內　　容：讓小朋友用各式各樣的積木排成 2D 圖卡所顯示的圖形。

　　　　　階段 1： 可以使用不同顏色的積木，治療師可以先建造一個
　　　　　　　　　 實物範例，要求小朋友依照範例複製。

　　　　　階段 2： 可以使用同顏色的積木，治療師可以先建造一個實
　　　　　　　　　 物範例，要求小朋友依照範例複製。

　　　　　階段 3： 讓小朋友看著 2D 圖卡，模仿圖卡中的圖形排出圖
　　　　　　　　　 形。

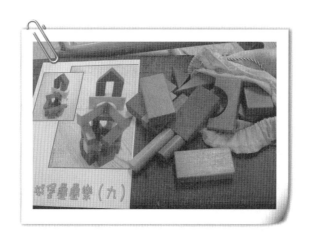

活動名稱：獵人

目　　的：增進眼球動作及視覺注意力，改善視覺空間能力異常。

使用材料：雷射筆。

適合之活動場所：職能治療室、家中、學校。

內　　容：用雷射筆投射出光點，讓小朋友扮演獵人追尋光點。

　　　　　階段 1： 在較暗的房間中進行活動，使用較慢的光點移動速
　　　　　　　　　 度，光點投射到較遠處讓小朋友追尋。

　　　　　階段 2： 在較暗的房間中進行活動，使用較慢的光點移動速
　　　　　　　　　 度，光點投射到較近處讓小朋友追尋。

　　　　　階段 3：在一般亮度的房間中進行活動，使用較快的光點移
　　　　　　　　　動速度，光點投射到較近處讓小朋友追尋。
注意事項：雷射筆不能直接照射小朋友的眼睛，在較大的空間中進行
　　　　　活動避免小朋友受傷；若空間中有桌椅，要在桌椅的四周
　　　　　擺上軟墊避免小朋友受傷。

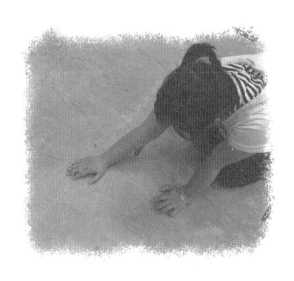

活動名稱：抓星星

目　　　的：改善眼球控制能力與追視能力。

使用材料：雷射筆。

適合之活動場所：教室、家中、職能治療室。

內　　　容：利用雷射筆射出光點，要求小朋友用手去蓋，蓋到一次算
　　　　　一點，集滿 10 點換獎品。
　　　　　階段 1：光點移動速度較緩慢，且以垂直與水平方向移動。
　　　　　階段 2：增加移動速度且加上對角線與旋轉方向。
　　　　　階段 3：利用開關光點以及隨機出現的方式，來增加視覺刺
　　　　　　　　　激的不確定性以強化視覺定位。

活動名稱：旋轉咖啡杯

目　　的：增進眼球動作、視覺注意力及視覺記憶力，改善視覺空間
　　　　　能力異常。

使用材料：撲克牌、桌子。

適合之活動場所：職能治療室、家中、學校。

內　　容：請小朋友隨意抽出幾張撲克牌，並指定小朋友記住其中一
　　　　　張牌，將牌蓋上，治療師用雙手互換牌的位置，換完位置
　　　　　後請小朋友指出指定的牌在哪個位置。

　　　　　階段1：請小朋友隨意抽出3張撲克牌進行活動。

　　　　　階段2：請小朋友隨意抽出4張撲克牌進行活動。

　　　　　階段3：請小朋友隨意抽出5張撲克牌進行活動。

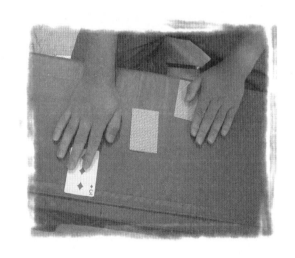

活動名稱：打蒼蠅

目　　的：增進眼球動作，改善視覺空間能力異常。

使用材料：球拍、大塑膠球、小塑膠球。

適合之活動場所：職能治療室、家中、學校。

內　　容：讓小朋友面對前方，治療師站在小朋友的側面丟球，讓小朋友用球拍將球擊落。若小朋友視覺空間能力較差，可以使用螢光球在較暗的房間中進行活動。

　　　　　　階段 1：使用大塑膠球進行活動。

　　　　　　階段 2：使用小塑膠球進行活動。

七 觸覺分辨能力不佳

活動名稱：分類高手

目　　的：增加觸覺的刺激及觸覺區辨的能力。

使用材料：塑膠積木、木頭積木、絨布娃娃、硬幣、花片。

適合之活動場所：職能治療室、家中、教室。

內　　容：讓小朋友矇著眼睛，用手觸摸把相同材質的東西分類。

　　　　　　階段 1：讓小朋友矇著眼睛，把數個木頭積木、絨布娃娃、硬幣放在小朋友面前，讓小朋友用手觸摸，把相同材質的東西分類。

　　　　　　階段 2：讓小朋友矇著眼睛，把數個木頭積木、絨布娃娃、硬幣放在小朋友面前，讓小朋友用手觸摸，把相同的東西分類。

　　　　　　階段 3：讓小朋友矇著眼睛，把數個形狀有類似但不同材質的塑膠積木、木頭積木、絨布娃娃、硬幣、花片放

在小朋友面前，讓小朋友用手觸摸，把相同的東西分類。

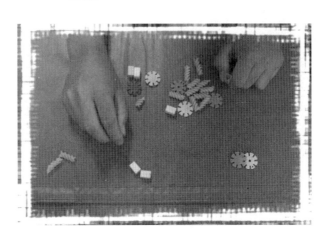

活動名稱：摸摸樂

目　　的：增加觸覺的刺激及觸覺區辨的能力。

使用材料：小朋友熟悉的日常用品，如：鉛筆、橡皮擦、橡皮筋、硬幣、糖果盒、鑰匙、網球、玩具手機、湯匙、電池……。

適合之活動場所：職能治療室、家中、教室。

內　　容：使用一個箱子，把日常用品放進箱子中，在箱子上留一個手可伸進去的洞，讓小朋友把手伸進去箱內摸箱子中的物品。

階段 1：在進行摸摸樂之前，將丟進箱子中的物品先給小朋友看過。再讓小朋友把手伸進去箱子中摸物品，然後講出他摸到了什麼物品後，再拿出箱子外，打開眼睛以確認物品。

階段 2：在進行摸摸樂之前，丟進箱子中的物品並不先讓小朋友看過。再讓小朋友把手伸進去箱子中摸物品，

　　　　　　然後講出他摸到了什麼物品後，再拿出箱子外用眼
　　　　　　睛確認物品。

注意事項：箱子中避免放尖銳或銳利的物品，避免在觸摸時受傷。

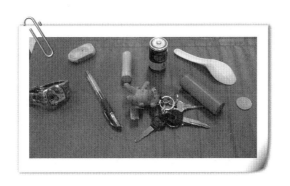

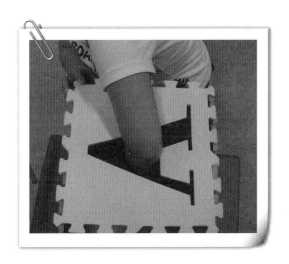

活動名稱：配一配

目　　的：增加觸覺的刺激及觸覺區辨的能力。

使用材料：數張紙卡，紙卡上有標明材質的形容詞，如：滑滑的、溫

溫的、粗粗的、軟軟的……，數個桶子、水、麵粉、豆子、沙子、漿糊、彈珠、砂紙……。

適合之活動場所：職能治療室、家中、教室。

內　容：桶子中裝入各樣材料，讓小朋友把手伸進桶子裡感覺物品的材質，再拿適合的紙卡黏貼在盛裝該物體的桶子上。

　　階段1：讓小朋友看到桶子中的該材料，放三桶材質相差較遠的物品，如：豆子、麵粉、漿糊。用手去感受材料的特質，馬上在紙卡中挑選出適當的形容詞黏貼到桶子上。

　　階段2：不讓小朋友看到桶子中的該材料，放三桶材質相差較近的物品，如：豆子、沙子、彈珠。用手去感受材料的特質，馬上在紙卡中挑選出適當的形容詞黏貼到桶子上。

　　階段3：不讓小朋友看到桶子中的該材料，隨機放四桶材質不同的物品。用手去感受材料的特質，摸完材質後，在紙卡中依序挑選出適當的形容詞黏貼到桶子上。

活動名稱：魯邦三世

目　的：增進觸覺區辨能力，改善觸覺區辨不良問題。

使用材料：塑膠球、豆子、沙子、不同形狀的小積木、不同材質的玩偶、洗衣籃、鍋子。

適合之活動場所：職能治療室、家中、學校。

內　容：將積木或玩偶藏在塑膠球或豆子中，請小朋友將雙手伸進球或豆子中將玩偶或積木找出。

　　階段1：洗衣籃中裝滿塑膠球，將不同材質的玩偶藏在塑膠球中，請小朋友伸手入洗衣籃中將玩偶找出。

階段2：鍋子中裝滿豆子，將不同形狀的積木藏在豆子中，
　　　　請小朋友伸手入鍋子裡將積木找出。

階段3：鍋子中裝滿沙子，將不同形狀的積木藏在沙子中，
　　　　請小朋友伸手入鍋子裡將積木找出。

活動名稱：疊疊樂

目　　　的：提供深壓覺改善觸覺區辨問題，增進動作計畫能力。

使用材料：桌子。

適合之活動場所：職能治療室、家中、學校。

內　　　容：此活動可由多位小朋友進行，每位參與者先猜拳，猜輸的
　　　　　　小朋友以交互重疊的方式先將一隻手疊在桌上，最贏的小
　　　　　　朋友最後可以打疊在桌上的手，此時其他猜輸者可以將手
　　　　　　移開避免被打到。

　　　　　　階段1：小朋友坐著進行活動。

　　　　　　階段2：小朋友站著進行活動。

注意事項：提醒小朋友在打擊時要注意力道，避免造成受傷的情形。

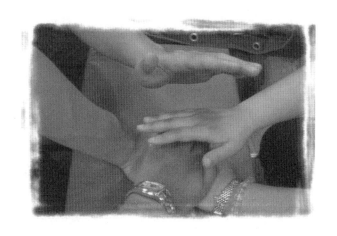

活動名稱：手指相撲

目　　的：提供深壓覺改善觸覺區辨問題，增進動作計畫能力。

使用材料：桌子。

適合之活動場所：職能治療室、家中、學校。

內　　容：小朋友與職能治療師或家長，單手以握杯子的方式相扣，
雙方在裁判下指令後，互相用大拇指將對方的大拇指壓制
住。

階段 1：壓住時間超過 3 秒即獲勝。

階段 2：壓住時間超過 5 秒即獲勝。

階段 3：壓住時間超過 10 秒即獲勝。

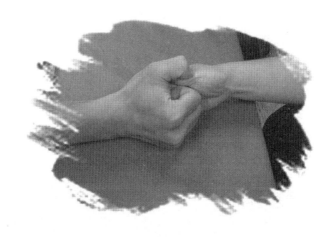

活動名稱：震動按摩

目　　的：給予震動覺，改善觸覺區辨能力。

使用材料：震動器（或是震動按摩棒）。

適合之活動場所：職能治療室、家中、學校。

內　　容：在小朋友的身上施予震動感覺，在小朋友能忍受的時間範
圍內停止。

階段 1：先給予遠端肢體，例如手背。

階段 2：慢慢給予至全身。

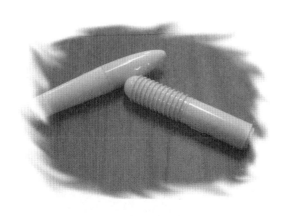

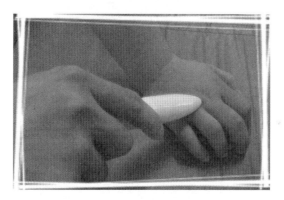

活動名稱：包水餃

目　　的：給予本體覺與觸覺輸入，改善觸覺區辨以及動作計畫能力。

使用材料：治療性黏土或是一般黏土、彈珠，或是不同材質的內容物，
　　　　　例如豆子、保麗龍球。

適合之活動場所：職能治療室、家中、學校。

內　　容：先將黏土桿平，之後將內容物放置在桿平的黏土中央，再
　　　　　將其包起來，做成水餃模樣。

階段 1： 要求小朋友可以以整個手掌去按壓，內容物以小朋
友較能忍受的開始。

階段 2： 慢慢改變內容物的質地。

階段 3： 可以混合內容物，在全部都包好之後，要求小朋友
將水餃打開，並將內容物做分類，活動中可要求小
朋友閉眼睛。

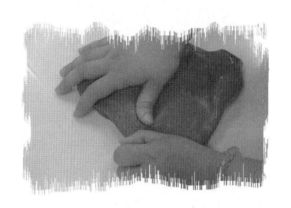

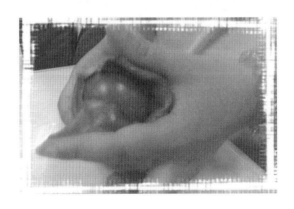

參考文獻

中文部分

林巾凱、林仲慧、林明慧、莊孟宜、簡錦蓉、張珮玥、李勇璋、林佑萱（2004）。兒童感覺統合功能評量表。臺北：心理出版社。

林冠宏、吳升光（2001）。臺灣地區七至八歲發展協調障礙兒童之研究。中華民國物理治療學會雜誌，27，5。

徐永玟（2002）。臺南市發展性動作失調學齡前兒童之鑑定過程與感覺統合治療效果之研究。未出版博士論文。彰化：彰化師範大學特殊教育研究所。

陳福成、吳升光（2003）。發展協調障礙兒童之團體動作訓練及縱向評估研究。未出版碩士論文。臺中：中國醫藥大學基礎醫學研究所。

黃政良（2004）。學校日常生活功能評量中文版。臺北：中國行為科學社。

曾美惠、陳姿蓉（2004）。感覺處理能力剖析量表──3 至 10 歲（中文版）。臺北：中國行為科學社。

張韶霞（2004）。南臺灣國小學童握筆姿勢之調查研究。職能治療學會雜誌，22，36-41。

英文部分

Akshoomoff, N. A., & Courchesne, E.（1992）. A new role for the cerebellum in cognitive operations. *Behavioral Neuroscience, 106*, 731-738.

Alexander, G. E., Crutcher, M. D., & DeLong, M. R.（1990）. Basal ganglia-thalamocortical circuits: parallel substrates for motor, oculomotor, "prefrontal" and "limbic" functions. *Progress in Brain Research, 85*, 119-146.

Allison, T., Puce, A., & McCarthy, G.（2000）. Social perception from visual cues: role of the STS region. *Trends in Cognitive Sciences, 4*, 267-278.

American Psychiatric Association（1994）. *Diagnostic and statistical manual of mental disorders*（4th cd.）. Washington, DC Author.

Aron, A. R., Fletcher, P. C., Bullmore, E. T., Sahakian, B. J., & Robbins, T. W.（2003）. Stop-signal inhibition disrupted by damage to right inferior frontal gyrus in humans. *Nature Neuroscience*, *6*, 115-116.

Ayres, A. J.（1972a）. Improving academic scores through sensory integration. *Journal of Learning Disabilities*, *5*, 338-343.

Ayres, A. J.（1972b）. *Southern California Sensory Integration Tests*. Los Angeles: Western Psychological Services.

Ayres, A. J.（1975）. *Southern California Postrotary Nystagmus Test*. Los Angeles: Western Psychological Services.

Ayres, A. J.（1979）. *Sensory integration and the child*. Los Angeles: Western Psychological Services.

Ayres, A. J.（1985）. *Developmental dyspraxia and adult onset apraxia*. Torrance, CA: Sensory Integration International.

Ayres, A. J.（1985）. *Sensory integration and the child*. Los Angeles: Western Psychological Services.

Ayres, A. J.（1989）. *Sensory Integration and Praxis Test*. Los Angeles: Western Psychological Services.

Ayres, A. J., Mailloux, Z., & Wendler, C. L. W.（1987）. Developmental apraxia: Is it a unitary function? *Occupational Therapy Journal of Research*, *7*, 93-110.

Barnea-Goraly, N., Kwon, H., Menon, V., Eliez, S., Lotspeich, L., & Reiss, A. L.（2004）. White matter structure in autism: preliminary evidence from diffusion tensor imaging. *Biological Psychiatry*, *55*, 323-326.

Baron-Cohen, S., Ring, H. A., Wheelwright, S., Bullmore, E. T., Brammer, M. J., & Simmons, A., et al.（1999）. Social intelligence in the normal and autistic braIn an fMRI study. *The European Journal of Neuroscience*, *11*, 1891-1898.

Bechara, A., Damasio, H., Damasio, A. R., & Lee, G. P.（1999）. Different contributions of the human amygdala and ventromedial prefrontal cortex to decision-making. *The Journal of Neuroscience*, *19*, 5473-5481.

Beery, K. E.（1997）. *The Developmental Test of Visual-Motor Integration*（4th ed.）. San Antonio, TX: Psychological Corporation.

Benarroch, E. E., Westmoreland, B. F., Daube, J.R., Reagan, T. J., & Sandok, B. A.（1999）. *Medical neuroscience*. Philadelphia: Lippincott, Williams & Wilkins.

Berard, G. (1993). *Hearing equals behavior.* New Canaan, CT: Keats.

Berk, R., & DeGangi, G. (1983). *DeGangi-Berk Test of Sensory Integration.* Los Angeles: Western Psychological Services.

Blanche, E. I. (2002). *Observations based on sensory integration theory.* Torrance, CA: Pediatric Therapy Network.

Bolam, J. P., Hanley, J. J., Booth, P. A., & Bevan, M. D. (2000). Synaptic organisation of the basal ganglia. *Journal of Anatomy, 196,* 527-542.

Brina, C. D., Niels, R., Overvelde, A, Levi, G., & Hilstign, W. (2008). Dynamic time warping: A new method in the study of poor handwriting. *Human Movement Science, 27,* 242-255.

Brogren, E., Hadders-Algra, M., & Forssberg, H. (1996). Postural control in children with spastic diplegia: muscle activity during perturbations in sitting. *Developmental Medicine and Child Neurology, 38,* 379-388.

Brown, C., & Dunn, W. (2002). *Adolescent/Adult Sensory Profile.* San Antonio, TX: The Psychological Corporation.

Bruininks, R. H., & Bruininks, B. D. (2005). *Bruininks-Oseretsky Test of Motor Proficiency* (2nd ed.)*−User Manual.* Minneapolis, MN: Pearson Assessments.

Bundy, A. C. (2002). Using sensory integration theory in schools: Sensory integration and consultation. In A. C. Bundy, S. J. Lane, & E. A. Murray (Eds.), *Sensory integration: Theory and practice* (2nd ed.). Philadelphia: F. A. Davis.

Bundy, A. C., Shia, S., Qi, L., & Miller, L. C. (2007). How does sensory processing dysfunction affect play? *American Journal of Occupational Therapy, 61,* 201-208.

Burdea, G. C. (2003). Virtual rehabilitation-benefits and challenges. *Methods of Information in Medicine, 42,* 519-523.

Burton, A. W., & Miller, D. E. (1998). *Movement skill assessment.* Champaign, IL: Human Kinetics.

Bush, G., Valera, E. M., & Seidman, L. J. (2005). Functional neuroimaging of Attention-Deficit/Hyperactivity Disorder: A review and suggested future directions. *Biological Psychiatry, 57,* 1273-1284.

Carper, R. A., & Courchesne, E. (2000). Inverse correlation between frontal lobe and cerebellum sizes in children with autism. *Brain*, *123*, 836-844.

Castellanos, F. X., Lee, P. P., Sharp, W., Jeffries, N. O., Greenstein, D. K., & Clasen, L. S., et al.（2002）. Developmental trajectories of brain volume abnormalities in children and adolescents with Attention-Deficit/Hyperactivity Disorder. *Journal of the American Medical Association*, *288*, 1740-1748.

Castelli, F., Frith, C., Happe, F., & Frith, U.（2002）. Autism, Asperger syndrome and brain mechanisms for the attribution of mental states to animated shapes. *Brain*, *125*, 1839-1849.

Cermak, S.（1991）. Somatodyspraxia. In A. G. Fisher, E. A. Murray, & A. C. Bundy（Eds.）, *Sensory integration: Theory and practice*（pp.137-165）. Philadelphia: F. A. Davis.

Charman, T., Baron-Cohen, S., Swettenham, J., Baird, G., Drew, A., & Cox, A.（2003）. Predicting language outcome in infants with autism and pervasive developmental disorder. *International Journal of Language & Communication Disorders*, *38*, 265-285.

Cho, B. H., Ku, J., Jang, D. P., Kim, S., Lee, Y. H., & Kim, I. Y., et al.（2002）. The effect of virtual reality cognitive training for attention enhancement. *Cyberpsychology & Behavior*, *5*, 129-137.

Clifton, R. M., Muir, D. W., Ashmead, D. H., & Clarkson, M. G.（1993）. Is visually guided reaching in early infancy a myth? *Child Development*, *64*, 1099-1110.

Cohen, H.（1999）. *Neuroscience for rehabilitation.*（2nd ed.）. Baltimore: Lippincott, Williams & Wilkins.

Cohen, K. M.（1981）. The development of strategies of visual search. In D. F. Fisher, R. A. Monty, & J. W. Senders（Eds.）, *Eye movements: Cognition and visual perception*. Hillsdale, NJ: Erlbaum.

Coster, W.（1998）. Occupation-centered assessment of children. *American Journal of Occupational Therapy*, *52*, 337-344.

Coster, W., Deeney, T., Haltwanger, J., & Haley, S.（1998）. *School Function Assessment*. San Antonio, TX: Therapy Skill Builders.

Coull, J. T.（1998）. Neural correlates of attention and arousal: Insights from electrophysiology, functional neuroimaging and psychopharmacology. *Progress in Neurobiology, 55*, 343-361.

Courchesne, E., Karns, C. M., Davis, H. R., Ziccardi, R., Carper, R. A., & Tigue, Z. D., et al.（2001）. Unusual brain growth patterns in early life in patients with autistic disorder: An MRI study. *Neurology, 57*, 245-254.

Courchesne, E., Townsend, J., Akshoomoff, N. A., Saitoh, O., Yeung-Courchesne, R., & Lincoln, A.J., et al.（1994）. Impairment in shifting attention in autistic and cerebellar patients. *Behavioral Neuroscience, 108*, 848-865.

Dalton, K. M., Nacewicz, B. M., Johnstone, T., Schaefer, H. S., Gernsbacher, M. A., & Goldsmith, H. H., et al.（2005）. Gaze fixation and the neural circuitry of face processing in autism. *Nature Neuroscience, 8*, 519-526.

Damiano, D. L., & Abel, M. F.（1998）. Functional outcomes of strength training in spastic cerebral palsy. *Archives of Physical Medicine and Rehabilitation, 79*, 119-125.

Davies, P. L. & Gavin, W. J.（2007）. Validating the diagnosis of sensory processing disorders using EEG technology. *American Journal of Occupational Therapy, 61*, 176-189.

Dawson, P., & Guare, R.（2004）. *Executive skills in children and adolescents: A practical guide to assessment and intervention.* New York: The Guilford Press.

Decety, J., Philippon, B., & Ingvar, D. H.（1988）. rCBF landscapes during motor performance and motor ideation of a graphics gesture. *European Archives of Psychiatric Neurological Science, 238*, 33-38.

DeGangi, G. A., & Greenspan, S. I.（2006）. *Test of Sensory Functions in Infants.* Los Angeles: Western Psychological Services.

Dewey, D., Cantell, M., & Crawford, S. G.（2007）. Motor and gestural performance in children with autism spectrum disorders, developmental coordination disorder, and/or attention deficit hyperactivity disorder. *Journal of the International Neuropsychological Society, 13*, 246-256.

Dewey, D., & Wilson, B. N.（2001）. Developmental coordination disorder: What is it? *Physical and Occupational Therapy in Pediatrics, 20*, 5-27.

Dowling, J. E.（1987）. *The retina: an approachable part of the brain*. Cambridge, MA: Belknap.

Durston, S., Tottenham, N. T., Thomas, K. M., Davidson, M. C., Eigsti, I. M., & Yang, Y., et al.（2003）. Differential patterns of striatal activation in young children with and without ADHD. *Biological Psychiatry, 53*, 871-878.

Dunn, W. W.（1997）. The impact of sensory processing abilities on the daily lives of young children and families: A conceptual model. *Infants and Young Children, 9*（4）, 23-25.

Dunn, W. W.（1999）. *Sensory Profile: User's manual*. San Antonio, TX: Psychological Corporation.

Dunn, W. W.（2001）. The sensations of everyday life: Empirical, theoretical, and pragmatic considerations. *American Journal of Occupational Therapy, 55*, 608-620.

Dunn, W. W.（2002）. *The Infant/Toddler Sensory Profile manual*. San Antonio, TX: Psychological Corporation.

Dutton, G.（2002）. Visual problems in children with damage to the brain. *Visual Impairment Research, 4*, 113-121.

Dyck, M. J., Piek, J. P., Hay, D., Smith, L., & Hallmayer, J.（2006）. Are abilities abnormally interdependent in children with autism? *Journal of Clinical Child and Adolescent Psychology, 35*, 20-33.

Enns, J. T., & Cameron, S.（1987）. Selective attention in young children: The relation between visual search, filtering, and priming. *Journal of Experimental Child Psychology, 44*, 38-63.

Fassbender, C., Murphy, K., Foxe, J. J., Wylie, G. R., Javitt, D. C., & Robertson, I. H., et al.（2004）. A topography of executive functions and their interactions revealed by functional magnetic resonance imaging. *Brain research. Cognitive Brain Research, 20*, 132-143.

Fatemi, S. H., Halt, A. R., Stary, J. M., Realmuto, G. M., & Jalali-Mousavi, M.（2001）. Reduction in anti-apoptotic protein Bcl-2 in autistic cerebellum. *Neuroreport, 12*, 929-933.

Fisher, A. G.（1991）. Vestibular-proprioceptive processing and bilateral integration and sequencing deficits. In A. F. Fisher, E. A. Murray, & A. C. Bundy（Eds.）, *Sensory integration theory and practice*（pp.71-107）. Philadelphia: F. A. Davis.

Fisher, A. G.（1989）. Objective assessment of the quality of response during two equilibrium tests. *Physical and Occupational Therapy in Pediatrics, 9*, 57-78.

Fisher, A. G., & Bundy, A. C.（1989）. Vestibular stimulation in the treatment of postural and related disorders. In O. D. Payton, R. P. DiFabio, S. V. Paris, E. J. Prostas, & A. F. VanSant（Eds.）, *Manual of physical therapy techniques*（pp.239-258）. New York: Churchill Livingstone.

Fisher, A. G., & Dunn, W.（1983）. Tactile defensiveness: Historical perspectives, new research: A theory grows. *Sensory Integration and Special Interest Section Newsletter, 6*, 1-2.

Fisher, A. G., Murray, E. A., & Bundy, A. C.（1991）. *Sensory integration: Theory and practice*. Philadelphia: F. A. Davis.

Filipek, P. A., Semrud-Clikeman, M., Steingard, R. J., Renshaw, P. F., Kennedy, D. N., & Biederman, J.（1997）. Volumetric MRI analysis comparing subjects having attention-deficit hyperactivity disorder with normal controls. *Neurology, 48*, 589-601.

Flapper, B. C., Houwen, S., & Schoemaker, M. M.（2006）. Fine motor skills and effects of methylphenidate in children with attention-deficit-hyperactivity disorder and developmental coordination disorder. *Developmental Medicine and Child Neurology, 48*, 165-169.

Freitag, C. M., Kleser, C., Schneider, M., & von Gontard, A.（2007）. Quantitative assessment of neuromotor function in adolescents with high functioning autism and Asperger syndrome. *Journal of Autism and Developmental Disorder, 37*, 948-959.

Frick, S. M., & Lawton-Shirley, N.（1994）. Auditory integrative training from a sensory integrative perspective. Sensory Integration Special Interest Section Newsletter. Rockville, MD: *American Occupational Therapy Association, 17*, 1-3.

Galaburda, A.（1994）. Developmental dyslexia and animal studies: At the interface between cognition and neurology. *Cognition*, *50*, 133-149.

Geuze, R. H.（2005）. Postural control in children with developmental coordination disorder. *Neural Plasticity*, *12*, 183-196.

Gharani, N., Benayed, R., Mancuso, V., Brzustowicz, L. M., & Millonig, J. H.（2004）. Association of the homeobox transcription factor, ENGRAILED 2, 3, with autism spectrum disorder. *Molecular Psychiatry*, *9*, 474-484.

Glennon, T. J., Henry, D. A., Kuhaneck, H. M.（2003, June）. *The School Assessment of Sensory Integration（SASI）: A practice framework assessment tool.* Paper presented at the 2003 Annual Conferences & Expo of the American Occupational Association, Washington, DC.

Goldberg, G.（1985）. Supplementary motor area structure and function: Review and hypotheses. *Behavioral and Brain Sciences*, *8*, 567-616.

Goodale, M.（2000）. Perception and action in the human visual system. In M. S. Gazzaniga（Ed.）, *The new cognitive neuroscience*（2nd ed., pp.365-377）. Cambridge, MA: MIT.

Gordon, A. M., & Duff, S. V.（1999）. Relation between clinical measures and fine manipulative control in children with hemiplegic cerebral palsy. *Developmental Medicine and Child Neurology*, *41*, 586-591.

Groenewegen, H. J.（2003）. The basal ganglia and motor control. *Neural Plasticity*, *10*, 107-120.

Gubbay, S. S.（1978）. *The clumsy child: A study in developmental apraxic and agnostic ataxia.* London: W. B. Saunders.

Haines, D. E.（1997）. *Fundamental neuroscience.* New York: Churchill Livingstone.

Hall, L., & Case-Smith, J.（2007）. The effect of sound-based intervention on children with sensory processing disorders and visual-motor delays. *American Journal of Occupational Therapy*, *61*, 209-215.

Harris, K., & Reid, D.（2005）. The influence of virtual reality play on children's motivation. *Canadian Journal of Occupational Therapy, 72*, 21-29.

Henderson, L., Rose, P., & Henderson, S.（1992）. Reaction time and movement time in children with a developmental coordination disorder. *Journal of Child*

Psychology & Psychiatry, 33, 895-905.

Hikosaka, O., Nakamura, K., Sakai, K., & Nakahara, H. (2002). Central mechanisms of motor skill learning. *Current opinion in neurobiology, 12*, 217-222.

Hirstein, W., Iversen, P., & Ramachandran, V. S. (2001). Autonomic responses of autistic children to people and objects. *Proceedings Biological Sciences, 268*, 1883-1888.

Jeannerod, M. (1994). Object orientation action. In K. M. B. Bennett & U. Castiello (Eds.), *Advance in psychology: Insights into reach and grasp movements* (pp.129-150). North Holland: Elsevier Science.

Just, M. A., Cherkassky, V. L., Keller, T. A., & Minshew, N. J. (2004). Cortical activation and synchronization during sentence comprehension in high functioning autism: evidence of under connectivity. *Brain, 127*, 1811-1821.

Kadesjo, B., & Gillberg, C. (1999). Developmental coordination disorder in Swedish 7-year-old children. *Journal of the American Academy of Child & Adolescent Psychiatry, 38*, 820-828.

Kalaska J. F. (1988). The representation of are movement in postcentral and parietal cortex. *Canadian Journal of Physiology and Pharmacology, 66*, 455-463.

Kandel, E. R., Schwartz, J. H., & Jessell, T. M. (1995). *Essentials of neural science and behavior*. Norwalk, CT: Appleton & Lange.

Kaneko, F., & Okamura, H. (2005). Study on the social maturity, self-perception, and associated factors, including motor coordination, of children with attention deficit hyperactivity disorder. *Physical and Occupational Therapy in Pediatrics, 25*, 45-58.

Kellman, P., & Banks, M. (1998) Infant visual perception. In W. Damon, D. Kuhn, & R. Siegler (Eds.), *Handbook of child psychology: Cognition, perception and language* (5th ed., pp.103-146). New York: John Wiley & Sons.

Kimball, J. G. (1999). Sensory integrative frame of reference. In P. Kramer & J. Hinojosa (Eds.), *Frames of reference in pediatric occupational therapy* (pp.87-176). Baltimore: Williams & Wilkins.

Kingsley, R. E. (2000). *Concise text of neuroscience*. Philadelphia: Lippincott

Williams & Wilkins.

Koenig, K,, & Scahill, L.（2001）. Assessment of children with pervasive developmental disorders. *Journal of Child and Adolescent Psychiatric Nursing*, *14*, 159-166.

Kolb, B., & Wishaw, I. Q.（1990）. *Fundamentals of human neuropsychology*（3rd ed.）. New York: Freeman and Company.

Koomar, J. A., & Bundy, A. C.（2004）. Creating direct intervention from theory. In A. C. Bundy, S. J. Lane, & E. A. Murray（Eds.）, *Sensory integration: theory and practice*（pp.281-286）. Philadelphia: F. A. Davis.

Konrad, K., Neufang, S., Hanisch, C., Fink, G. R., & Herpertz-Dahlmann, B.（2006）. Dysfunctional attentional networks in children with Attention Deficit/Hyperactivity Disorder: Evidence from an event-related functional magnetic resonance imaging study. *Biological Psychiatry*, *59*, 643–651.

Kramer, A. F., Erickson, K. I., & Colcombe, S. J.（2006）. Exercise, cognition, and the aging brain. *Journal of Applied Physiology*, *101*, 1237-1242.

Krauzlis, R. J., & Miles, F. A.（1998）. Role of the oculomotor vermis in generating pursuit and saccades: effects of microstimulation. *Journal of Neurophysiology*, *80*, 2046-2062.

Landa, R,, & Garrett-Mayer, E.（2006）. Development in infants with autism spectrum disorders: a prospective study. *Journal of Child Psychology and Psychiatry*, *47*, 629-638.

Lane, S. J.（2002）. Structure and function of the sensory systems. In A. C. Bundy, S. J. Lane, & E. A. Murray（Eds.）, *Sensory integration: theory and practice*. Philadelphia: F. A. Davis.

Lazzaro, I., Gordon, E., Li, W., Lim, C. L., Plahn, M., & Whitmont, S., et al.（1999）. Simultaneous EEG and EDA measures in adolescent attention deficit hyperactivity disorder. *International Journal of Psychophysiology*, *34*, 123–134.

LeDoux, J. E.（1992）. Brain mechanisms of emotion and emotional learning. *Current Opinion of Neurobiology*, *2*, 191-197.

Lee, M., Martin-Ruiz, C., Graham, A., Court, J., Jaros, E., & Perry, R., et al.（2002）.

Nicotinic receptor abnormalities in the cerebellar cortex in autism. *Brain*, *125*, 1483-1495.

Leonard, C. T., & Hirschfeld, H.（1995）. Myotatic reflex responses of non-disables children and children with cerebral palsy. *Developmental Medicine and Child Neurology*, *37*, 783-799.

Linnoila, M., Virkkunen, M., Scheinin, M., Nuutila, A., Rimon, R., & Goodwin, F. K.（1983）. Low cerebrospinal fluid 5-hydroxyindoleacetic acid concentration differentiates impulsive from nonimpulsive violent behavior. *Life Sciences*, *33*, 2609-2614.

Lord, S. F., Clark, R. D., & Webster, O. W.（1991）. Visual acuity and contrast sensitivity in relation to falls in an elderly population. *Age aging*, *20*, 175.

Lovaas, I., Newsom, C., & Hickman, C.（1987）. Self-stimulatory behavior and perceptual reinforcement. *Journal of Applied Behavioral Analysis*, *20*, 45-68.

Lundy-Ekman, L.（1998）. *Neuroscience fundamentals for rehabilitation*. Philadelphia: W. B. Saunders.

Madras, B. K,, & Miller, G. M.（2005）. The dopamine transporter and attention-deficit/hyperactivity disorder. *Biological Psychiatry*, *57*, 1397-1409.

Mailloux, A., May-Benson, T. A., Summers, C. A., Miller, L. J, Brett-Green, B., Burke, J. P., & et al.（2007）. Goal attainment scaling as a measure of meaningful outcomes for children with sensory integration disorders. *American Journal of Occupational Therapy*, *61*, 254-259.

Marr, D., Mika, H., Miraglia, J., Roerig, M., & Sinnott, R.（2007）. The effect of sensory stories on targeted behaviors in preschool children with autism. *Physical and Occupational Therapy in Pediatrics*, *27*, 63-79.

Matthews, P. B. C.（1988）. Proprioceptors and their contribution to somatosensory mapping: Complex messages require complex processing. *Canadian Journal of Physiology and Pharmacology*, *66*, 430-438.

May-Benson, T.（2001）. A theoretical model of ideation in praxis. In E. Blanche, S. Roley, & R. Schaaf（Eds.）, *Sensory integration and developmental disabilities*（pp.163-181）. San Antonio, TX: Therapy skill Builders.

May-Benson, T. A., & Cermak, S. A.（2007）. Developmental of and assessment for ideational praxis. *American Journal of Occupational Therapy*, *61*, 148-153.

May-Benson, T. A., & Koomar, J. A.（2007）. Identifying gravitational insecurity in children: A pilot study. *American Journal of Occupational Therapy*, *61*, 142-147.

Mayston, M. J.（2001）. People with cerebral palsy: effects of and perspectives for therapy. *Neural Plasticity*, *8*, 51-69.

McCloskey, D. I.（1985）. Knowledge about muscular contractions. In E. V. Evarts, S. P. Wise, & B. Bousfield（Eds.）, *The motor system in neurobiology*（pp.149-153）. New York: Elsevier.

McDonald, J. J., & Green, J. J.（2008）. Isolating event-related potential components associated with voluntary control of visuo-spatial attention. *Brain Research, 1227*, 96-109.

McHale, K., & Cermak, S.（1992）. Fine motor activities in elementary schools: Preliminary findings and provisional implications for children with fine motor problems. *American Journal of Occupational Therapy*, *46*, 898-903.

McIntosh, D. N., Miller, L. J., Shyu, V., & Hager, R. J.（1999）. Sensory-modulation disruption, electrodermal responses, and functional behaviors. *Developmental Medicine & Child Neurology*, *41*, 608-615.

Melzack, R., & Wall, P. D.（1965）. Pain mechanism: A new theory. *Science*, *50*, 971-979.

Miller, L. J.（1988）. *Miller Assessment for Preschoolers manual*（Rev. ed）. San Antonio, TX: Psychological Corporation.

Miller, L. J., Coll, J. R., & Schoen, S. A.（2007）. A randomized controlled pilot study of the effectiveness of occupational therapy for children with sensory modulation disorder. *American Journal of Occupational Therapy*, *61*, 228-238.

Miller, L. J., Reisman, J., McIntosh, D. N., & Simon, J.（2001）. An ecological model of sensory modulation: Performance of children with Fragile X Syndrome. In E. Blanche, S. Roley, & R. Schaaf（Eds.）, *Sensory integration and developmental disabilities*. San Antonio: Therapy Skill Builders.

Miller, L. J., Schoen, S. A., James, K., & Schaaf, R. C.（2007）. Lessons learned:

A pilot study of occupational therapy effectiveness for children with sensory modulation disorder. *American Journal of Occupational Therapy*, *61*, 161-169.

Miller-Kuhaneck, H., Henry, D. A., Glennon, T. J., & Mu, K. (2007). Developmental of the sensory processing measure-School: initial studies of reliability and validity. *American Journal of Occupational Therapy*, *61*, 170-175.

Milner, A. D. & Goodale, M. A. (1993). Visual pathway to perception and action. In T. P. Hicks, S. Molotchnikoff, & T. Ono (Eds.), *The visually responsive neuron: From basic neurophysiology to behavior* (pp.317-337). New York: Elsevier Science.

Mink, J. W. (2001). Basal ganglia dysfunction in Tourette's syndrome: a new hypothesis. *Pediatric Neurology*, *25*, 190-198.

Moore, J. C. (1994). The functional components of the nervous system: Part I. *Sensory Integration Quarterly*, *22*, 1-7.

Mostofsky, S. H., Cooper, K. L., Kates, W. R., Denckla, M. B., & Kaufmann, W. E. (2002). Smaller prefrontal and premotor volumes in boys with attention-deficit/hyperactivity disorder. *Biological Psychiatry*, *52*, 785-794.

Mountcastle, V. B. (1995). The parietal system and some higher brain functions. *Cerebral Cortex*, *5*, 377-390.

Mulligan, S. (1998). Patterns of sensory integrative dysfunction: A confirmatory factor analysis. *American Journal of Occupational Therapy*, *52*, 819-828.

Musiek, F., Kibbe, K., & Baran, J. (1984). Neuroaudiological results from splint-brain patients. *Seminars in Hearing*, *5*, 219-241.

Nayate, A., Bradshaw, J. L., & Rinehart, N. J. (2005). Autism and Asperger's disorder: are they movement disorders involving the cerebellum and/or basal ganglia? *Brain Research Bulletin, 67*, 327-334.

Newcombe, F., & Ratcliff, G. (1989). Disorders of spatial analysis. In E. Boller & J. Grafman (Eds.), *Handbook of neuropsychology* (Vol. 2). New York: Elsevier Science.

Noback, C. (1985). Neuroanatomical correlates of central auditory function. In M. Pinheiro & F. Musiek (Eds.), *Assessment of central auditory dysfunction:*

Foundations and clinical correlates（pp.7-21）. Baltimore: Williams & Wilkins.

Northern, J. L., & Downs, M. P.（2002）. *Hearing in children*（5th ed.）. Baltimore: Lippincott Williams & Wilkins.

Noterdaeme, M., Mildenberger, K., Minow, F., & Amorosa, H.（2002）. Evaluation of neuromotor deficits in children with autism and children a specific speech and language disorder. *European Child & Adolescent Psychiatry, 11*, 219-225.

O'Connor, C., Manly, T., Robertson, I. H., Hevenor, S. J., & Levine, B.（2004）. Endogenous vs. exogenous engagement of sustained attention: An fMRI study. *Brain and Cognition, 54*, 133-135.

Oertel, D.（1997）. Activation of the ascending pathways of the cochlear nucleus. *Proceedings of the Second Biennial Hearing Aid Research and Development Conference*, Bethesda, MD.

Ohnishi, T., Matsuda, H., Hashimoto, T., Kunihiro, T., Nishikawa, M., & Uema, T., et al.（2000）. Abnormal regional cerebral blood flow in childhood autism. *Brain, 123*, 1838-1844.

Oliver, D., & Morest, D.（1984）. The central nucleus of the inferior colliculus in the cat. *Journal of Comparative Neurology, 222*, 237-264.

O'Sullivan, M. C., Miller, S., Ramesh, V., Conway, E., Gilfillan, K., & McDonough, S., et al.（1998）. Abnormal development of biceps brachii phasic stretch reflex and persistence of short latency heteronymous reflexes from biceps to triceps brachii in spastic cerebral palsy. *Brain, 121*, 2381-2395.

Parham, L. D., Cohn, E. S., Spitzer, S, Koomar, J. A., Miller, L. J., Burke, J. P., & et al.（2007）. Fidelity in sensory integration research. *American Journal of Occupational Therapy, 61*, 216-227.

Parham, L. D., & Ecker, C. J.（2002）. Evaluation of sensory processing. In A. C. Bundy, S. J. Lane, & E. A. Murray（Eds.）, *Sensory integration: Theory and practice*（2nd ed.）. Philadelphia: F. A. Davis.

Passingham, R.（1993）. *The frontal lobes and voluntary action*. New York: Oxford University Press.

Peele, T. L.（1977）. *The neuroanatomic basis for clinical neurology*（3rd. ed.）. New

York: McGraw-Hill.

Pelphrey, K. A., Morris, J. P., & McCarthy, G.（2005）. Neural basis of eye gaze processing deficits in autism. *Brain, 128*, 1038-1048.

Piaget. J.（1964）. *Development and learning*. Ithaca, NY: Cornell Univeristy Press.

Piek, J. P., & Coleman-Carman, R.（1995）. Kinaesthetic sensitivity and motor performance of children with developmental coordination disorder. *Developmental medicine and child neurology, 37*, 976-984.

Piek, J. P., & Skinner, R. A.（1999）. Timing and force control during a sequential tapping task in children with and without motor coordination problems. *Journal of the International Neuropsychological Society, 5*, 320-329.

Polatajko, H. H., Fox, A. M., & Missiuna, C.（1995）. An international consensus on children with developmental coordination disorder. *Canadian Journal of Occupational Therapy, 62*, 3-6.

Provost, E. M.（1991）. Measurement of sensory behaviors in infants. *Doctoral Dissertation*. Albuquerque, NM: University of New Mexico.

Quist, J. F., Barr, C. L., Schachar, R., Roberts, W., Malone, M., & Tannock, R., et al.（2003）. The serotonin 5-HT1B receptor gene and attention deficit hyperactivity disorder. *Molecular Psychiatry, 8*, 98-102.

Reeves, G, D., & Cermak, S. A.（2002）. Disorders of praxis. In A. C. Bundy, S. J. Lane & E. A. Murray（Eds.）. *Sensory integration: Theory and practice*（pp.83-84）. Philadelphia: F. A. Davis.

Reisman, J.（1991）. Poor handwriting: Who is referred? *American Journal of Occupational Therapy, 45*, 849-852.

Retz, W., Thome, J., Blocher, D., Baader, M., & Rsler, M.（2002）. Association of attention deficit hyperactivity disorder-related psychopathology and personality traits with the serotonin transporter promoter region polymorphism. *Neurosicence Letters, 319*, 133-136.

Rinehart, N. J., Tonge, B.J., Bradshaw, J. L., Iansek, R., Enticott, P. G., & Mcginley, J.（2006）. Gait function in high-functioning autism and Asperger's disorder: evidence for basal-ganglia and cereballar involvement? *European Child &*

Adolescent Psychiatry, *15*, 256-264.

Roberts, T. D. M.（1978）. *Neurophysiology of postural mechanisms.*（2nd ed.）. Boston: Butterworth.

Robertson, I. H., Manly, T., Andrade, J., Baddeley, B. T., & Yiend, J.（1997）. ʻOops!ʼ : Performance correlates of everyday attentional failures in traumatic brain injured and normal subjects. *Neuropsychologia, 35*, 747-758.

Rohde, L. A., Roman, T., Szobot, C., Cunha, R. D., Hutz, M. H., & Biederman, J.（2003）. Dopamine transporter gene, response to methylphenidate and cerebral blood flow in attention-deficit/hyperactivity disorder: a pilot study. *Synapse, 48,* 87-89.

Rosenblum, S & Livneh-Zirinski, M.（2008）. Handwriting process and product characteristics of children diagnosed with developmental coordination disorder. *Human movement science, 27*, 200-214.

Rosenhall, U., Johansson, E., & Gillberg, C.（1988）. Oculomotor findings in autistic children. *The Journal of Laryngology and Otology, 102*, 435-439.

Rourke, B. P.（1988）. The syndrome of nonverbal learning disabilities: Developmental manifestations in neurological disease, disorder, and dysfunction. *The Clinical Neuropsychologist, 2*, 293-220.

Royeen, C. B., & Fortune, J. C.（2002）. TIE: Touch Inventory for Elementary School-Aged Children. In A. C. Bundy, S.J. Lane, & E. A. Murray（Eds.）, *Sensory integration: Theory and practice*（2nd ed.）. Philadelphia: F. A. Davis.

Rubia, K.（2002）. The dynamic approach to neurodevelopmental psychiatric disorders: use of fMRI combined with neuropsychology to elucidate the dynamics of psychiatric disorders, exemplified in ADHD and schizophrenia. *Behavioral Brain Research, 130*, 47-56.

Scardina, V.（1986）. A Jean Ayres Lectureship. *Sensory Integration Newsletter, 14*, 2-10.

Schaaf, R. C., & Nightlinger, K. M.（2007）. "Occupational therapy using a sensory integrative approach" A case study of effectiveness. *American Journal of Occupational Therapy, 61*, 239-246.

Sheehan, K., Lowe, N., Kirley, A., Mullins, C., Fitzgerald, M., & Gill, M., et al.（2005）. Tryptophan Hydroxylase 2（TPH2）gene variants associated with ADHD. *Molecular Psychiatry, 10*, 944-949.

Snyder, L. H., Batista, A. P., & Anderson, R. A.（1997）. Coding of intention in the posterior parietal cortex. *Nature, 386*, 167-170.

Sowell, E. R., Thompson, P. M., Welcome, S. E., Henkenius, A. L., Toga, A. W., & Peterson, B. S.（2003）. Cortical abnormalities in children and adolescents with attention-deficit hyperactivity disorder. *Lancet, 362*, 1699-1707.

Speer, L. L., Cook, A. E., McMahon, W. M., & Clark. E.（2007）. Face processing in children with autism: effects of stimulus contents and type. *Autism, 11*, 265-277.

Stone, W. L,, & Yoder, P. J.（2001）. Predicting spoken language level in children with autism spectrum disorders. *Autism, 5*, 341-361.

Sturm, W., de Simone, A., Krause, B. J., Specht, K., Hesselmann, V., Radermacher, I., et al.（1999）. Functional anatomy of intrinsic alertness: Evidence for a fronto-parietal-thalamic-brainstem network in the right hemisphere. *Neuropsychologia, 37*, 797-805.

Sveistrup, H.（2004）. Motor rehabilitation using virtual reality. *Journal of Neuroengineering and Rehabilitation, 1*, 10.

Szklut, S. E., Cermak, S. A., & Henderson, A.（1995）. Learning disabilities. In D. A. Umphred（Ed.）, *Neurological rehabilitation*（3rd ed., pp.312-359）. St Louis: Mosby.

Takagi, M., Zee, D. S., & Tamargo, R. J.（2000）. Effects of lesions of the oculomotor cerebellar vermis on eye movements in primate: smooth pursuit. *Journal of Neurophysiology, 83*, 2047-2062.

Tessier-Lavigne, M.（2000）. Visual processing by the retina. In E. R. Kandel, J. H. Schwartz, & T. M. Jessell（Eds.）, *Principles of neural science*（4th ed.）. New York: McGraw-Hill, 2000: 507-522.

Thakkar, K. N., Polli, F. E., Joseph, R. M., Tuch, D. S., Hadjikhani, N., & Barton, J. J., et al.（2008）. Response monitoring, repetitive behavior and anterior cingulated abnormalities in ASD. *Brain, 131*, 2464-2478.

Todd, V. R. (1999). Visual perceptual frame of reference: An information proceeding approach. In P. Kramer & J. Hinojosa (Eds.), *Frames of reference for pediatric occupational therapy* (2nd ed.). Baltimore: Williams & Wilkins.

Tomatis, A. (1993). *The ear and language.* Norval, Ontario: Moulin.

Tomchek, S. D., & Dunn, W. (2007). Sensory processing in children with and without autism: A comparative study using the Short Sensory Profile. *American Journal of Occupational Therapy, 61,* 190-200.

Toth, K., Munson, J., Meltzoff, A. N., & Dawson, G. (2006). Early predictors of communication development in young children with autism spectrum disorder: joint attention, imitation, and toy play. *Journal of Autism and Developmental Disorder, 36,* 993-1005.

Trepagnier, C., Sebrechts, M. M., & Peterson, R. (2002). Atypical face gaze in autism. *Cyberpsychology & Behavior, 5,* 213-237.

Trombly, C. (1993). Anticipating the future: Assessment if occupational function. *American Journal of Occupational Therapy, 47,* 253-257.

Ungerleider, L. G., & Haxby, J. V. (1994). "What" and "where" in the human brain. *Current Opinion in Neurology, 10,* 157-165.

Vaidya, C. J., Austin, G., Kirkorian, G., Ridlehuber, H. W., Desmond, J. E., Glover, G. H., & Gabrieli, J. D. (1998). Selective effects of methylphenidate in attention deficit hyperactive disorder: a functional magnetic resonance study. *Proceedings of the National Academy of Sciences of the United States of America, 95,* 14494-14499.

van den Hoofdakker, B. J., van der Veen-Mulders, L., Sytema, S., Emmelkamp, P. M., Minderaa, R. B., & Nauta, M.H. (2007). Effectiveness of behavioral parent training for children with ADHD in routine clinical practice: a randomized controlled study. *Journal of the American Academy of Child and Adolescent Psychiatry, 46,* 1263-1271.

Villa, G., Gainotti, G., & DeBonis, C. (1986). Constructive disabilities in focal brain-damaged patients: Influence of hemispheric side, locus of lesion and coexistent mental deterioration. *Neuropsychologica, 24,* 497-510.

Visser, J.（2003）. Developmental coordination disorder: a review of research on subtypes and comorbidities. *Human movement science, 22,* 479-493.

Wang, J., Jiang, T., Cao, Q., & Wang, Y.（2007）. Characterizing anatomic differences in boys with attention-deficit/hyperactivity disorder with the use of deformation-based morphometry. *American Journal of Neuroradiology, 28,* 543-547.

Warren, W., & Whang, S.（1987）. Visual guidance of walking through apertures. *Journal of Experimental Psychology: Human perception and performance, 13,* 371-383.

Wilson, P. H., & McKenzie, B. E.（1998）. Information processing deficits associated with developmental coordination disorder: a meta-analysis of research findings. *Journal of Child Psychology and Psychiatry, 39,* 829-840.

Winstanley, C. A., Eagle, D. M., & Robbins, T. W.（2006）. Behavioral models of impulsivity in relation to ADHD: Translation between clinical and preclinical studies. *Clinical Psychology Review, 26,* 379-395.

White, B. P., Mulligan, S., Merrill, K., & Wright, J.（2007）. An examination of the relationships between motor and process skills and scores on the Sensory Profile. *American Journal of Occupational Therapy, 61,* 154-160.

Wilbarger, P. & Wilbarger, J.（1991）. *Sensory defensiveness in children 2-12.* Santa Barbara, CA: Avanti Education Programs.

Wright, H., & Sudgen, D.（1996）. A two-step procedure for the identification of children with developmental coordination disorder in Singapore. *Developmental Medicine and Child Neurology, 38,* 1099-1105.

Wuang, Y. P., Wang, C. C., Huang, M. H., & Su, C. Y.（2008）. Profiles and cognitive predictors of motor functions. among early school-age children with mild intellectual disabilities. *Journal of Intellectual Disability Research, 52,* 1048-1060.

Wurtz, R. H., & Kandel, E. R.（2000）. Central visual pathways. In E. R. Kandel, J. H. Schwartz, & T. M. Jessell（Eds.）, *Principles of neural science*（4th ed.）. New York: McGraw-Hill, 2000: 523-547.

Zametkin, A. J., Liebenauer, L. L., Fitzgerald, G. A., King, A. C., Minkunas, D. V.,

& Herscovitch, P., et al.（1993）. Brain metabolism in teenagers with attention-deficit hyperactivity disorder. *Archives of General Psychiatry, 50*, 333-340.

Zigmond, M. J., Bloom, F. E., Landic, S. C., Roberts, J. L, & Squire, L. R.（1999）. *Fundamental neuroscience*. Boston: Academic.

國家圖書館出版品預行編目資料

感覺統合/汪宜霈著. -- 二版. -- 臺北市：五
南圖書出版股份有限公司，2024.05
面；　公分
ISBN 978-626-393-275-3(平裝)

1.CST: 職能治療　2.CST: 感覺統合訓練
3.CST: 兒童心理學

418.94　　　　　　　　　113005177

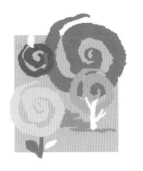

1BVW

感覺統合

作　　　者 ─ 汪宜霈（55.4）

發 行 人 ─ 楊榮川

總 經 理 ─ 楊士清

總 編 輯 ─ 楊秀麗

副總編輯 ─ 王俐文

責任編輯 ─ 金明芬

封面設計 ─ 徐碧霞

出 版 者 ─ 五南圖書出版股份有限公司

地　　　址：106台北市大安區和平東路二段339號4樓

電　　　話：(02)2705-5066　　傳　真：(02)2706-6100

網　　　址：https://www.wunan.com.tw

電子郵件：wunan@wunan.com.tw

劃撥帳號：01068953

戶　　　名：五南圖書出版股份有限公司

法律顧問　林勝安律師

出版日期　2009年 4 月初版一刷（共七刷）
　　　　　2024年 5 月二版一刷

定　　　價　新臺幣500元

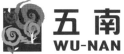
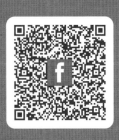

經典永恆・名著常在

五十週年的獻禮 —— 經典名著文庫

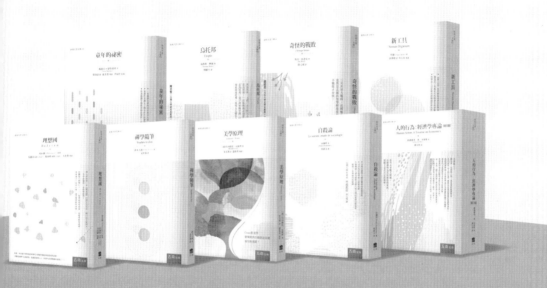

五南，五十年了，半個世紀，人生旅程的一大半，走過來了。

思索著，邁向百年的未來歷程，能為知識界、文化學術界作些什麼？

在速食文化的生態下，有什麼值得讓人雋永品味的？

歷代經典・當今名著，經過時間的洗禮，千錘百鍊，流傳至今，光芒耀人；

不僅使我們能領悟前人的智慧，同時也增深加廣我們思考的深度與視野。

我們決心投入巨資，有計畫的系統梳選，成立「經典名著文庫」，

希望收入古今中外思想性的、充滿睿智與獨見的經典、名著。

這是一項理想性的、永續性的巨大出版工程。

不在意讀者的眾寡，只考慮它的學術價值，力求完整展現先哲思想的軌跡；

為知識界開啟一片智慧之窗，營造一座百花綻放的世界文明公園，

任君邀遊、取菁吸蜜、嘉惠學子！